本书由北京中医药大学社科后期
资助项目资助出版

中医健康养老指导方案

叶明花　著

科学出版社
北　京

内 容 简 介

本书以全国 300 多位名老中医的养生保健经验为基础，并充分汲取历史上中医寿亲养老的文献研究成果，旨在为"老年人健康教育，宣传普及中医养生保健知识，提升老年人健康素养"提供技术指导和支持，发挥中医药的独特优势，助力健康中国建设，促进健康老龄化和积极老龄化的实现。全书分上下两篇。上篇为"健康养老指导"，在阐明健康养老理念与原则的基础上，概要介绍了中医关于老年人精神心理、四时起居、饮食药膳及运动健身的原则与内容方法。下篇为"老年常见病调摄"，系统介绍了高血压、冠心病、糖尿病、慢性肝炎、慢性胃炎、肿瘤、感冒、失眠、便秘及一般性老年病的保健原则及调摄方法。

全书内容丰富、方法简便、行之有效，是老年人健康教育、健康养老的实用手册，适合于老年家庭、社会养老机构及关注健康养老事业的科研、教学、临床的专业人员和社会大众阅读使用。

图书在版编目（CIP）数据

中医健康养老指导方案 / 叶明花著 . -- 北京：科学出版社，2025 . 3.
ISBN 978-7-03-081441-8

Ⅰ . R161.7；R212

中国国家版本馆 CIP 数据核字第 2025J06H65 号

责任编辑：鲍　燕 / 责任校对：刘　芳
责任印制：徐晓晨 / 封面设计：陈　敬

科 学 出 版 社 出版
北京东黄城根北街 16 号
邮政编码：100717
http://www.sciencep.com
北京中石油彩色印刷有限责任公司印刷
科学出版社发行　各地新华书店经销
*
2025 年 3 月第 一 版　开本：720×1000　1/16
2025 年 3 月第一次印刷　印张：15
字数：215 000
定价：88.00 元
（如有印装质量问题，我社负责调换）

序 一

当今世界，人口老龄化浪潮席卷全球；泱泱华夏，银发群体亦呈浩荡之势，年逾六十者，已超总人口二成，实施积极的应对举措迫在眉睫。近年来，党和政府深刻认识我国人口老龄化新形势、新任务、新要求，推动养老服务体系、社会保障体系、健康支撑体系不断完善。中共中央、国务院印发了《国家积极应对人口老龄化中长期规划》《关于加强新时代老龄工作的意见》《关于深化养老服务改革发展的意见》等文件，为有效应对老龄化社会指明了方向，也开拓了具有中国特色的应对老龄化社会的新途径。然而我们也清醒地认识到目前仍然存在不少困难，特别是基层养老等方面。仅从具体技术层面看，养老多困于三难：一曰慢病叠加难调，二曰身心同治难兼，三曰医养结合难融。现代医学长于诊治而短于调摄，中医药人当守正创新，以先贤智慧为舟楫，未老先养，未病先防，积极适老，健康养老，为耄耋之年筑起康养长堤。

纵观南北，遍阅城乡，也有很多令人鼓舞的案例：在姑苏某颐养院，见八旬老者习八段锦如春柳拂风；于岭南老人社区，睹百岁人瑞饮节气药膳若品琼浆；在燕京养老社区，开设有老年学堂、社交会所、保健中心等养老单元。岐黄之道简、便、廉、验，百姓日用而不知，在延缓脏腑衰老、调和机体失衡功能、提升生存质量方面有着不可替代的优势。传统中医药"上工治未病"的理念、方法、技术，切于当代健康养老之迫切需求。

北京中医药大学叶明花教授编著的《中医健康养老指导方案》，汇集全国300多位名老中医的养生保健经验，并充分汲取历史上中医寿亲养老的文献研究成果，旨在为"老年人健康教育，宣传普及中医养生保健知识，提升老年人健康素养"，提供技术指导和学术支持，发挥中医药的独特优势，促进健康老龄化和积极老龄化的实现。其特色有三：一为重视"形神一体、形神共养"，取法《文子》"太上养神，其次养形"，将精神调摄置于养老的首篇，彰显情志在健康维护中的突出地位；二为倡导"以食为补、食疗药膳"，依孙思邈《千金要方》"食疗不愈，然后命药"的先食疗后药物原则，精选百余道食疗药膳方供老人应用，顺应老人虚实夹杂之生理病理特点；三为遵循"阴平阳秘、动静相宜"，改良脏腑导引、五禽戏、八段锦等诸多按摩导引功法为适老的健身术，让老人行止有度、动静和谐。同时，还系统介绍了高血压、冠心病、糖尿病、慢性胃炎、便秘、失眠等老年常见病的保健原则及调摄方法。全书内容丰富、文字精炼，且方法简便、易于操作，是老年人健康教育、养生保健的实用手册。

《中医健康养老指导方案》的出版，愿为天下子女尽孝道之便，为医养机构开融合之门，更愿为亿万长者觅得"度百岁乃去"之径。冀望老年朋友知行合一，贵在坚持，亦望同仁以仁心施仁术，使养老不再是岁月之累，而化为生命之华章。时值春月，春风送暖。愿杏林春暖长驻人间，使鹤发童颜不再为奢望。

是为序。

中国工程院院士　国医大师
中国中医科学院　名誉院长　张伯礼
天津中医药大学　名誉校长

2025 年仲春于天津静海团泊湖畔

　　健康养老，关乎国计民生，系联千家万户。随着我国人口老龄化进程加快，探索具有中国特色的健康养老模式已成为当务之急。中医药作为中华民族的瑰宝，在养生保健、疾病防治方面积累了丰富经验，为健康养老提供了独特优势和实践路径。

　　纵观历史，尊老敬老、孝老养老是中华民族的优秀传统。远在尧舜时期，我国就已有养老之俗，夏商继之，西周则已经形成制度化的养老规定。《礼记》《周礼》已有"养老"的记载。《孟子》"老吾老以及人之老"，成为社会的普遍公德。秦汉以降，养老制度更加臻于完善，养老的社会风俗没有移易，并逐渐成为中华民族的传统美德。

　　与中华民族的养老传统一脉相承，中医药养老的历史底蕴同样悠久而深厚，早在《黄帝内经》就有"却老全年"的论述，不仅提出了衰老理论的最早假说，而且还就却老延年的法则进行了有益的探索。此后，唐代孙思邈的《千金翼方》设"养老大例""养老食疗"专篇，精辟地提出了老年人调摄保养的要点和饮食调养的原则。宋代陈直所著《奉亲养老书》为中医第一部养老专著，元代邹铉加以扩充编成《寿亲养老新书》，成为老年人日常保养和临床调护的著作。明代徐春圃《老老余编》，清代曹庭栋《老老恒言》，进一步深化老年养生保健的研究。这些宝贵文献，为我们今天开展中医健康养老提供了理论支撑和实践指导。

　　中医健康养老的独特价值，重点体现在"天人合一"的整体观照。相较于现代医学的分科诊疗体系，中医始终强调形神共养、阴阳调和的整体健康观。正如《黄帝内经》所言："其知道者，法于阴阳，和于术数，食饮有节，起居有常，不妄作劳"，这是中医健康养老的理论根基。

　　北京中医药大学叶明花教授曾在江西工作多年，并作为首批全国中医药创新骨干人才师承于我。在赣期间，她曾参与主持完成国家973项目课题"中医养生理论框架结构研究"、国家十一五科技支撑计划项目"名老中医养生保健经验的挖掘整理与推广应用研究",并独立主持完成江西省科技支撑计划项目"基于名老中医养生经验的《中医健康养老指导方案》研究",在中医健康养老研究领域长期耕耘,取得了不少成果,本书即为成果之一。在我看来,《中医健康养老指导方案》具有三个突出特点:

一是注重综合调理。将精神调摄、食疗药膳、运动保健、导引按摩等方法有机结合。如针对老年失眠,既用安神中药,又配以穴位按摩、食疗食养等非药物疗法。

二是强调简便实用。方案设计充分考虑老年人特点,力求方法简便、易于操作。如将传统功法简化,以及系统梳理了老年常见疾病的中医解决方案,均是为了便于老年人学习掌握。

三是倡导自然疗法。秉承"药补不如食补,食补不如睡补"的自然生态原则,罗列了大量的食疗药膳方及老年导引功法,提供老年人选择。

在人口老龄化已成为全球性课题的当下,如何实现健康养老不仅是医学命题,更是关乎文明进步的社会工程。《中医健康养老指导方案》的编撰出版,既是对《"健康中国 2030"规划纲要》的学理呼应,更是对中医"治未病"核心理念的实践转化。作为扎根杏林六十余载的中医传承者,看到青年学者的科研成果不断涌现,喜不自胜,故乐为之序。

国医大师、江西中医药大学教授

2025 年 3 月 19 日于南昌

前　言

自 1999 年我国进入老龄化社会以来，仅仅 20 多年时间就已处于人口老龄化进程加速阶段。据国家统计局发布的《中华人民共和国 2024 年国民经济和社会发展统计公报》，截至 2024 年末，全国 60 周岁及以上老年人口 31031 万人，占总人口的 22.0%；全国 65 周岁及以上老年人口 22023 万人，占总人口的 15.6%。目前中国已全面呈现老年人口基数大、增速快、高龄化、失能化、空巢化的明显趋势。根据民政部相关数据显示，目前我国失能老年人约 3500 万，占全体老年人的 11.6%。据测算，到 2035 年，我国失能老年人将达到 4600 万。随着人口老龄化的快速推进，老龄人口的天年颐养、生活照料、疾病治疗、康复护理、身心健康、精神安抚、文化娱乐等复合需求日益凸显，全面上升。形势日趋严峻，给健康保障和服务体系带来的挑战深重，压力巨大。

为了积极应对老龄化社会的挑战，实现"健康老龄化"社会目标，我国政府近年来密集出台了一系列政策文件，对健康养老做出制度安排及方略部署。2015 年 4 月，国务院办公厅《中医药健康服务发展规划（2015—2020 年）》（国办发〔2015〕32 号），2016 年 2 月，国务院《中医药发展战略规划纲要（2016—2030 年）》（国发〔2016〕15 号），均把"发展中医药健康养老服务"列为中医药发展的重点任务。2016 年 8 月，全国卫生与健康大会召开，习近平总书记出席大会并发表重要讲话，强调："没有全民健康，就没有全面小康。要把人民健康放在优先发展的战略地位，以普及健康生活、优化健康服务、完善健康保障、建设健康环境、发展健康产业为重点，加快推进健康中国建设，努力全方位、全周期保障人民健康，为实现'两个一百年'奋斗目标、实现中华民族伟大复兴的中国梦打下坚实健康基础。"他还指出，"要倡导健康文明的生活方式，树立大卫生、大健康的观念，把以治病为中心转变为以人民健康为中心，建立健全健康教育体系，提升全民健康素养，推动全民健身和全民健康深度融合"，"为老年人提供连续的健康管理服务和医疗服务"。2016 年 10 月，中共中央、国务院印发《"健康中国 2030"规划纲要》，把"促进健康老龄化"列为加强重点人群健康服务的任务。2017 年 2 月，国务院印发《"十三五"国家老龄事业发展和养老体系建设规划》，也把加强老年人健康促进列为健全健康支持体系的主要指标。明确要求"开展老年人健康教育，促进健康老龄化理念和医疗保健知识宣传普及进社区、进家庭，增强老年人的自我保健意识和能力。加强对老年人健康生活方式和健身活动指导，提升老年人健康素养水平至 10％"。党的十九大报告，明确提出"积极应对人口老龄化，构建养老、孝老、敬老的政策体系和社会环境，推进医养结合，加快老龄事业和产业发展"。党的二十大报告，明确继续"推进健康中国建设"，"实施积极应对人口老龄化国家战略，发展养老事业和养老产业，优化孤寡老人服务，推动实现全体老年人享有基本养老服务"。

2022 年，根据《中华人民共和国国民经济和社会发展第十四个五年规划和 2035 年远景目标纲要》《中共中央 国务院关于加强新时代老龄工作的意见》《国家积极应对人口老龄化中长期规划》《"健康中国 2030"规划纲要》《健康中国行动（2019—2030 年）》，卫生健康委、教育部、科技部、工业和信息化部、财政部、人力资源社会保障部、住房和城乡建设部、退役军人事务部、市场监管总局、广电总局、体育总局、国家医保局、银保监会、国家中医药管理局、中国残联等 15

部门联合制定了《"十四五"健康老龄化规划》，"把积极老龄观、健康老龄化理念融入经济社会发展全过程，深入开展老年健康促进行动，持续发展和维护老年人健康生活所需要的内在能力，促进实现健康老龄化"作为指导思想，明确提出：在全社会开展人口老龄化国情教育，树立积极老龄观。引导老年人将"维护机体功能，保持自主生活能力"作为健康目标，树立"自己是健康第一责任人"的意识，强化"家庭是健康第一道关口"的观念，促进老年人及其家庭践行健康生活方式。普及营养膳食、运动健身、心理健康、疾病预防、合理用药、康复护理、生命教育、应急救助等老年健康知识，宣传维护感官功能、运动功能和认知功能的预防措施，不断提高老年人健康核心信息知晓率和健康素养水平。2024 年 4 月国家发展改革委、民政部、国家卫生健康委修订印发《"十四五"积极应对人口老龄化工程和托育建设实施方案》。

健康养老的关键有两点：一是提高健康寿命；二是稳定、保持高龄老人的自理能力，保证老年人的生命、生存质量，减少失能老人。这两点既是实现健康老龄化社会的基础，也是中医治未病或中医养生的用武之地，中医治未病优势必然在健康养老服务中得到充分展现。

本书旨在贯彻落实《"健康中国 2030"规划纲要》《健康中国行动（2019—2030 年）》《"十三五"国家老龄事业发展和养老体系建设规划》《"十四五"健康老龄化规划》等政策文件，助推健康中国建设，充分发挥中医药的独特优势，促进健康老龄化和积极老龄化的实现。

本书以全国名老中医养生保健经验为基础，并充分汲取历史上中医药寿亲养老的文献研究成果，历经专家多次论证修改，是中医药健康养生文化创造性转化、创新性发展的尝试，可以直接为"老年人健康教育，宣传普及中医养生保健知识，提升老年人健康素养"提供技术支撑和指导，也是发展中医药养生保健治未病服务、健全健康支持体系的优势展现。

本书付印之际，喜获张伯礼院士、伍炳彩教授二位国医大师赐序，不胜感激，深表谢忱！

著　者

2025 年 3 月 20 日

目　录

上　篇　健康养老指导

下 篇 老年常见病调摄

上 篇
健康养老指导

第一章

健康养老理念与原则

一、健康养老理念

健康老龄化：发展和维护老年健康生活所需的功能发挥的过程。包括三项标准：一是生理健康；二是心理健康；三是适应社会的良好状态。强调老年人的身心健康及良好的社会适应能力，即老年人在身心各方面尽可能长久地保持健康状态，健康地走完人生。

积极老龄化：提高老年人的生活质量，创造健康、参与、保障的最佳机遇；强调健康、参与和保障三个支柱。积极老龄化是健康老龄化的升级版，不仅仅指老年人身体的活动能力或劳动能力，而且指老年人不断参与社会、经济、文化、精神和公民事务的能力，强调在提高老年人生活质量的过程中，要使老年人获得最佳的健康、参与和保障的机会。

实现健康老龄化、积极老龄化的战略目标，其内涵至少包括以下几个方面：

1. 老而康宁

实现"生理、心理和社会的安宁状态"，让老年人享有"可获得最高标准的健康"权，即既健康又长寿，使人的内在能力得到稳定充分发挥。这是最核心的内容。

2. 老有所养

不管是居家养老、社区养老，还是机构养老、医养结合，所有的养老服务都是使老年人群老有所依、老有所养、老有所居，老有支持、帮助和照顾。

3. 老有所乐

重视老年人心理健康，适时提供精神慰藉，通过各种有益的身心活动及社交活动，满足老年人的精神文化需求，减少孤独、恐惧心理，预防焦虑、抑郁症的发生。

4. 老有所为

积极创造老年人群参与社会发展的机遇，发挥老年人的经验智慧，焕发正能量，做出新贡献，而不是忽略老年人的力量。唯其如此，方能保证社会的可持续发展。

5. 老有尊严

弘扬中华民族奉亲养老的优秀传统，构建养老、孝老、敬老的政策体系和社会环境，让老年人获得社会的普遍尊重，而不被歧视、虐待。

6. 老有保障

除医疗服务外，还享有充分的经济、文化、宜居环境及老年人合法权益的保障。

二、健康养老原则

1. 精神愉悦，心态平和

精神养生是第一位的，精神养生的核心内容是淡泊宁静或清静。所谓清静，就是外不为诱惑所干扰，内不为贪欲所激惹，以平常心来看待人生的得失荣辱、妻财子禄。落实到襟怀性情，就是要心胸开阔、性格开朗、平和自然、宽容大度。

2. 趋利避害，安全第一

老年人由于终身积累的机体性损伤，往往会影响内在能力和功能发挥，如体质脆弱、行动迟缓、反应较慢等，对意外风险的抗拒能力就会降低。此外，物理环境不支持时，如安全适宜的住宅和环境条件缺失，光线不好，道路崎岖或湿滑，车辆人流密集，容易发生各种意外事故。因此，老年人始终要持有高度的安全意识，防止意外伤害发生。

3. 生活规律，起居有常

"起居有常，不妄作劳"这是中医养生的格言。贯穿于日常生活之中，就是要规律生活，成为习惯，恪守不易。其内涵包括按时作息、劳逸适度、遵守普遍的伦理规范等。

4. 饮食有节，谨守宜忌

老年人大多年老体弱，饮食调摄是关键。主要内容包括：一是讲究营养。足够的营养，均衡的膳食结构，是老年饮食养生的前提。二是讲究节度。养成良好的饮食习惯，保持良好的进食情绪，注意食物卫生清洁，定时定量，饥饱适度，细嚼慢咽。三是谨守宜忌。宜温宜软，忌生冷、辛辣、粗硬。尤其是临床养生方面，各种疾病的饮食宜忌各有不同，因此不仅要辨人辨体，还要辨病辨证，有针对性地进行饮食调理。

5. 动静兼养，以静为主

老年养生普遍强调动静结合，适可而止的原则。而且随着年龄的增高，渐渐采取较柔缓的运动或以静为主的形式。比如在情志调摄时，多以绘画书法作为养生的手段，就是以静为主的体现。老年人的运动养生，如导引、按摩等，亦要求选择动作柔和、力度小、安全可靠的功法。

6. 无病早防，有病不惧

防病养生是健康养老的重要内容。老年人对于季节的变换、气候的变化及某些疾病的未发状态是非常敏感的，应该予以防患，或提前服药，把疾病控制在未发状态。一旦得病，也不惧怕，要坦然对待，从容调护。即便是癌肿等难以治愈的慢性病，也要以积极的心态去应对，不悲观，不怨天尤人，泰然处之。

7. 持之以恒，综合调理

老年养生要结合各自的兴趣爱好和生活习惯，选择适合于自身特点的方法，长期修炼，坚持不懈，不要轻易间断，只有在长期的养生实践中，慢慢领悟，细细体会，才能形成自己独特的经验体会，取得良好的效果，甚至达到益寿延年的目的。

◑ 提示说明

1. 积极老龄化，不仅是老年人的健康理念，更是全社会的公共意识。
2. 健康养老原则，要体现在老年生命阶段的各个方面。

第二章

精 神 调 摄

精神心理调摄是健康养老的第一要务，具有主宰性的作用。

精神心理养生的最高境界是心神宁静、情志愉悦，核心内容是保持自然平和的心态，精神舒畅，调节控制不良情绪。

一、精神调摄的原则

（一）老年人精神调摄原则

1. 恬淡虚无，精神内守

恬淡虚无，就是要淡泊宁静，超然物外，宠辱不惊，忧喜不存，保持心态的安闲平和；精神内守，就是要神不外驰，情不外溢，心安不惧，神静不躁，不为外界的喧嚣惑乱所干扰，二者交相为用，内无欲念之患，外拒邪气之侵，就能维持脏腑气血的平和稳定。

2. 以德为先，德全不危

"仁者寿""大德者必得其寿"，传统养生把道德涵养作为最高追求。修身养性成为健康长寿的前提。因此，为老自尊、修德自重，仁爱慈悲、心存善念，隐恶扬善、乐善好施，胸怀坦荡、光明磊落，凡此均是养生的必然内容。年老之人，放下功名利禄的种种牵挂，内心纯洁不作非分之想，虚怀若谷能包容万象，心静如止水不为外界喧嚣所干扰，安之若素能以平常心看待世事流转。

3. 乐天知命，安时顺道

正确认识衰老的生命规律，服老而不惧老，倚老而不卖老，以享受者的心态，善于品鉴人生生长期、奋斗期的人生况味，安于时代、命运的际遇，顺从自然、社会乃至生命发展的规律，懂得角色转换的天机，一切顺其自然。

4. 知足常乐，知止不殆

善于看透人生、看透名利，不患得患失，调整生活的节奏，慢下来，闲下来，静下来，不急躁，不忧虑，不恐惧，多多收获人生的喜悦，不以有涯竞无涯，懂得生命超越的道理。

（二）老年人心理健康标准

1. 感、知觉尚好，判断事物不常发生错误，稍有衰退者可以通过适当手段进行弥补，如使用助听器等。

2. 记忆力良好，不总是需要人提醒该记住重要事情，能轻易记住一读而过的 7 位数字。

3. 逻辑思维健全，说话不颠三倒四，考虑问题、回答问题时条理清楚。

4. 想象力丰富，不拘于现有的框框，做的梦常常新奇有趣。

5. 情感反应适度，积极的情绪多于消极的情绪，不会事事都感到紧张。

6. 意志坚强，办事有始有终，不容易冲动，不常抑郁，能经受得起悲痛和欢喜。

7. 态度和蔼可亲，能常乐，能制怒。

8. 人际关系良好，乐于帮助他人，也受到他人欢迎。

9. 学习能力基本不变，始终坚持学习某一方面或几个方面的知识或技能。

10. 有正当的业余爱好。

11. 与大多数人的心理活动保持基本一致，遵守社会公认的道德观念和伦理观念。

12. 保持正常的行为，能正常的生活、学习、工作和活动，能有效地适应社会环境的变化。

二、精神调摄的内容方法

（一）培植愉悦精神

愉悦是人的天生本性，也是精神养生的基本内容。老年人经常保持愉悦的心情和舒畅的胸怀，不仅是预防疾病的有效手段，也是养生保健、却老延年的重要法宝。根据老年人的心理特点，愉悦精神的培植，主要包括节制欲念、陶冶情操、乐观开朗等几个方面。

1. 节制欲念

人到老年，除了身体健康，其他一切都应看得开放得下，所有的身外之物都是世间流转的，没有永恒的属主。因此，要学会排除私心杂念，正确对待个人的爱欲得失，尽可能地节制欲望，割情忍性，思想纯正，生活俭朴，像古人所言："甘其食，美其服，安其居，乐其俗""高下不相慕""外不劳形于事，内无思想之患，以恬愉为务，以自得为功""不以物喜，不以己悲"，从而保持生命的常态，维护身心的宁和，颐养天年，自得其乐。

2. 陶冶情操

老年人因社会机遇或生活方式的改变，易于伤感，难免有孤僻、古怪的性情变化，因此要针对老年人性格变化的趋势和具体情况，开展有益于老年人身心健康的集体娱乐活动，如广场舞、秧歌舞、锣鼓队、歌咏会、戏曲会、棋牌赛等，也可以根据老年人个体的性情爱好，指导参加有关文体活动，如琴棋书画、花鸟虫鱼、吟诗作赋、调息静坐；或寄情于草木，乐志于山水；或赏菊篱下，垂钓江滨；或焚香煮茗，益友清谈；或抚琴弈棋，故旧煮酒，不一而足。凡此种种，无非陶冶性情，变化气质，转移情境，开导襟怀而已，对于改变老年人单调枯燥的生活方式，摆脱世俗的各种烦恼，使精神有所寄托，以免陷入伤感郁闷的情绪状态，保持健康稳定的身心素养很有益处。

3. 乐观开朗

乐观开朗是实现健康老龄化的精神保障，也是排解老年人抑郁、忧虑、焦躁、孤僻等心理障碍的内在力量。

性格开朗，襟怀坦荡，气度宽宏，就能遇事达观，宽容忍让，不汲汲于小利而斤斤计较，不惆惆于小隙而怨天尤人，能以审美的发展的眼光看待周遭的变化，对社会人生多抱以欣赏肯定的态度，而不是悲观失望或苛求深责。性格开朗就不会情绪紧张、喜怒无常或郁郁寡欢、焦虑不安，从而使气血调畅，五脏安和，有益健康。

乐观既是生命活力和精神内守的展现，也是积极的生活态度，是人生追求的希望和信心，同时，还是健康养老的风采所在。老年乐观，包括享受人生之乐和创造老来之乐两个方面。前者，如"乐以忘忧，不知老之将至"的天年之乐，"以恬愉为务，以自得为功"的自得之乐，"气从以顺，各从其欲，皆得所愿"的"乐其俗"之乐，以及"知足者常乐"的知足乐，凡此等等，都是生而为人、贵而为人的人生之乐。老年人，尤其是高龄老人，经历了岁月的打磨，成就了自己丰富的阅历和涵养，尽管生活的脚步放慢了，却可以细细品味人生，欣赏人生，沉浸于奉献、成就乃至艰苦备尝的生命记忆中，尽情享受生命的乐趣。后者，则如家庭和睦、子孝孙贤的天伦之乐，社会尊重、国家敬奉的养老之乐，以及性情陶冶的各种娱体之乐，都需要老年人的积极参与、营造和维护，从而创造更丰富的老年之乐。

总之，开朗的性格，乐观的精神，既是幸福的源泉，也是长寿的前提，更是中医健康养老值得倡导和推荐的重要内容。

（二）节制不良情绪

1. 戒愤怒

愤怒的情绪导致气机紊乱，气血运行失常。因此，对于难以避免的精神刺激，要学会控制情绪，不激愤、不暴怒，就必须加强平时的自我修养，增强自我控制、调节情志反应的能力，心平气和地、理性地对待周遭的不平之事、不顺之事。

2. 远抑郁

抑郁症的发生并非一朝一夕，而要摆脱抑郁，也需要投入足够的时间、耐心以及适时调节自我情绪。但总的来说，学会交流，懂得倾诉，放松自我，适当地发泄，得失不萦于怀，爱憎不留于意，是预防抑郁症发生的有效手段。

3. 少焦虑

劳心伤神，思虑太过，尤其是焦思苦虑最易伤害心神。老年人切忌焦躁急切，为那些不切实际的非分之求烦思苦虑，甚至寝食难安，形颜憔悴，必定会伤害身心。因此，老年人要放下得失之心，理性地分析处理事物，不为名利枷锁所困，才不会陷入身心不安的状态。

4. 耐孤独

孤独是老年人的影子。随着社会角色的转换和参与度的降低，尤其是高龄老人由于亲朋故旧的离别，或多或少存在孤独心理，难免寂寞忧愁，影响身心健康。

排解孤独的方法主要有两个方面：一是老年人要尽可能地参与一些力所能及的社交活动，以获得社会信息，同时自己要正确认识生命的规律，懂得生命流转的道理，善于从平静宁和中回首已逝的岁月，从容观览人生晚秋的胜景；二是家人、社区或老年志愿者，经常看望老人，报告、传递社会信息，并与老人聊天沟通，及时化解困惑忧愁。

5. 不恐惧

老年人最大的恐惧是疾病和死亡，但疾病和死亡恰好又是不可避免的事情，恐惧害怕无济于事，只有坦然面对，内心真正强大起来，健康快乐地过好每一天，才是避免疾病伤痛甚至死亡的唯一办法。老年人追求高寿本是好事，但追求高生命质量更重要，而神安不惧，又是保证生命质量的前提。同时，对于老年人要普及"无病预防，有病早治"的理念，即使有病也能积极应对，而不过分担心害怕，才是战胜疾病、促进康复的内在力量。

提示说明

1. 老年人精神调摄的关键要落实到自我调养上，要充分调动老年人自身的能动性。

2. 家人的陪伴、子女的孝顺也是重要因素。

3. 社区、街道、邻里等社会支持也很重要，要真正养成全社会尊敬老人、关心老人的良好氛围。

4. 通过健康的生活方式延缓衰老、预防精神障碍和心理行为问题。

第三章

四 时 调 摄

四时养生保健，就是按照春夏秋冬四时节气的阴阳变化规律，结合人体自身的特点，运用相应的手段和方法进行养生保健，使机体与大自然和谐，从而达到健康长寿。

一、四时调摄的原则

1. 顺时适变，调养脏腑

一年四季的气候变化经历着春温、夏热、秋凉、冬寒的规律。四时阴阳的变化规律，直接影响万物的生长荣枯，也对人体的脏腑、经络、气血各方面都有一定的影响，故而需顺应四时变化，以调摄人体阴阳平衡。

2. 春夏养阳，秋冬养阴

"春夏养阳"是指春夏之时当注意保养阳气，使之生而勿伐，长而勿亢。"秋冬养阴"是指秋冬之时当注意保养阴精，使精气内聚以增强潜藏阳气的能力，为春夏季节阳气生发做好储备。

3. 知所宜忌，避邪防病

人体适应气候变化以保持正常生理活动的能力，毕竟有一定限度。尤其在天气剧变，出现反常气候之时，更容易感邪发病。因此，人们在四时养生保健调养正气的同时，必须注意对外邪的审识避忌。尤其立春、立夏、立秋、立冬、春分、秋分、夏至、冬至等季节气候变化的转折点，对人的新陈代谢影响较大。体弱多病的人往往在交节之时感到不适，或者发病，甚至死亡。因此要注意交节变化，慎避外邪。

二、四时调摄的内容方法

（一）春季

1. 春季养肝

肝主春，肝脏是与春季相应的。春季人体内以肝、胆经脉的经气最为旺盛和活跃。因为春天人的活动量日渐增加，新陈代谢亦将日趋旺盛。在人体内，无论是血液循环，还是营养供给，都会相应加快、增多，这些均与肝脏的生理功能有关。若肝脏功能失常，适应不了春季气候的变化，就会在此时出现一系列病症，特别是精神病及肝病患者，易在春夏之季发病。

保养肝脏的方法很多，如春天不要过于劳累，以免加重肝脏的负担。有肝病及高血压的患者，也应在春季到来之时，按医嘱及时服药。尤其精神病患者，在春天要注意避免精神刺激，以免病情加重。

春季养肝可以多食甜食，少食酸，省酸增甘，意在养脾气以防肝气太旺。另外酸味具有收敛之性，不利于阳气的生发和肝气的疏泄。

2. 精神调养

随着春天的到来，人体生物钟的运转也受到了一定程度的影响。在精神养生方面，要顺应春天生机勃然之气，力戒暴怒，更忌情怀忧郁，做到心情舒畅，心胸开阔，乐观向上，并常到户外去踏青问柳，观花赏景，欣赏大自然风光，以保持恬静、愉悦的好心态，使体内阳气得以宣发。

3. 起居调养

（1）早睡早起　春季起居要有规律，早睡早起精神好，不熬夜。

（2）莫忘"春捂"　春防风又防寒，春季天气渐暖，衣服宜渐减、不可顿减，以免使人受寒。忌过早脱下棉衣，以免流感、老慢支、哮喘等呼吸道疾病的发生，或使原有的疾病加重。

（3）衣着宽松 春季着装，衣裤不宜过紧。

4. 饮食调养

（1）微温助阳 春季为生发之季，宜食用辛散微温助阳之品，辛味调畅气血，有益于气血生化；温可助阳生发，如：葱、姜、蒜、芹菜、香菜、韭菜等。

（2）多食蔬菜 春季饮食还要吃些低脂肪、高维生素、高矿物质的食物，如新鲜蔬菜，油菜、芹菜、菠菜、小白菜、莴苣等。

（3）清淡食补 食补宜选用较清淡温和且扶助正气、补益元气的食物。如偏于气虚的，可多吃一些健脾益气的食物，如薏苡仁、红薯、土豆、鸡蛋、鸡肉、牛肉、花生、芝麻、大枣、蜂蜜、牛奶等。偏于气阴不足的，可多吃一些益气养阴的食物，如胡萝卜、豆芽、豆腐、莲藕、荸荠、银耳、蘑菇、鸭蛋、鸭肉、兔肉、甲鱼等，不宜多进大辛大热之品，如人参、鹿茸、烈酒等，以免助热生火。

5. 运动调养

（1）伸懒腰 晨起伸懒腰是春季较佳的健身方式。经过一夜睡眠后，人体松软懈怠，气血周流缓慢，故方醒之时，总觉懒散而无力，此时若四肢舒展，伸腰展腹，全身肌肉用力，并配以深呼吸，则有吐故纳新、行气活血、通畅经络关节、振奋精神的作用，可以解乏、醒神、增气力、活肢节。

（2）踏青郊游 春光明媚、草木吐绿，正值一年当中踏青的好时节。外出郊游踏青不仅仅能够亲近自然、放松身心，而且还能够强身健体，赶走春困。踏青郊游的时间长短也顺其自然，不能疲惫。

（3）庭院散步 散步是一种很好的养生保健方法，可以很快消除疲劳，由于腹部肌肉收缩，呼吸均匀乃至加深，利于血液循环，增加胃肠消化功能。春季散步，因为春季气候宜人、万物生发，更有助于健康。散步不拘形式，量力而行，切勿过度劳累。

（二）夏季

1. 夏季养心

心的阳气在夏季最为旺盛，反应最强。盛夏酷暑蒸灼，人容易烦躁不安，生气易怒。夏季养心，首先要使自己的心情平静下来，切忌烦躁不能自制，因躁生热，从而心火内生。要使心情像清澈平静的湖水一样，正如古人所说要"静养勿躁"，这样才能避免因情志诱发疾病。

夏季气温过高，容易使人精神紧张，心理、情绪波动起伏，加上高温使机体的免疫功能下降，患病之人很可能出现心肌缺血、心律失常、血压升高的情况，即便是健康人，也可能出现情绪暴躁等现象。所以养心也是防止情绪起伏，甚至预防疾病发生的好办法。

2. 精神调养

除了调养心神，心静勿躁外，还要顺应夏季万物生长繁茂的特点，兴趣爱好不妨广泛一些，多参加一些有意义的文娱活动，或外出旅游，消夏避暑，以使阳气发泄，气机通畅。

3. 起居调养

（1）晚睡早起　夏季多阳光，不要厌恶日长天热，仍要适当活动，以适应夏季的养长之气。

适度午休，最能养阳。但午睡的时间不宜太长，最好在 1 小时以内。要注意睡眠卫生。首先是，饭后不要立即躺卧，午睡时不要在有穿堂风经过的地方睡，亦不要伏在桌子上睡，以免压迫胸部，影响呼吸。午睡时最好脱掉外衣，并在腹部盖点毛巾被，以免胸腹部受寒。

（2）忌露贪凉　夏季切记不能在楼道、屋檐下或通风口的阴凉处久坐、久卧、久睡。更不宜久用电风扇，以免感受风寒致病。

夏季注意预防"冷气病"发生。"冷气病"的症状是：轻者头痛、腰痛、关节痛、面部神经痛，易患感冒或肠胃病等；重者易患心血管病或皮肤病。预防"冷气病"发生的办法：冷气室温度不应低于 25℃，室内外温差不宜过大，一般不超过 5℃为宜，冷气室要经常通风。患有冠心病、高血压动脉硬化以及关节炎的人，不宜在冷气环境中工作和生活。长夏时节，居室和办公室一定要通风，防潮、隔热，以减少湿邪对人体的侵袭。也不宜久洗冷水澡等。

夏季应注意防暑，夏季暑热湿盛，宜防暴晒，宜降室温，居室应尽量做到通风凉爽。此外家中还应备些适当的防暑药物，如藿香正气水、清凉油、人丹、风油精等。

（3）薄棉衣着　夏季要适当地少穿衣，衣料以薄棉布、丝绸、真丝等最好；适当宽松，勤于换洗，衣服的颜色多选择浅色系列。

4. 饮食调养

（1）清淡饮食　夏季暑湿夹杂，应吃清淡易消化的食物，以温食为主，少吃多餐，少吃油腻或煎炸的食品。

（2）清热解暑　夏季多食清热解暑之品，如西瓜、黄瓜、冬瓜、绿豆等。绿豆粥应是每个家庭必备之品，它有清热祛暑解毒的功效，可长期食用。避免羊肉、狗肉等温性食物。

（3）忌食生冷　夏季心旺肾衰，即外热内寒之意，故冷食不宜多吃，少则犹可，贪多定会寒伤脾胃，令人吐泻。

（4）补充营养　夏季代谢旺盛，营养消耗大、流失多。需保证蛋白质、维生素及水分的充足摄入，最好吃些含蛋白较高的食物，如鸡、鱼、蛋、奶及豆制品等。新鲜蔬菜、水果更是不可缺少的，如苦瓜、冬瓜、丝瓜、西瓜、苹果等。这些食物有清热祛暑、健脾益肺等功效，还可补充维生素，但一定要注意饮食卫生。少量多次饮水，补充津液，以防汗出伤津。

5. 运动调养

（1）晨练　清晨早起到庭院、河畔、湖边、公园等空气清新之处，散步、慢跑、做操，以活动身体，舒利关节，使气血流通。

（2）晚练　傍晚时分可跳跳广场舞、秧歌舞，也可在幽静凉爽之处健步走。

在夏季运动可顺应阳气的升发，但是因为夏季炎热，因此需要在锻炼时注意以下几点：

（1）运动前喝些预防中暑的饮料，做好防晒措施，选择吸湿、透气的衣物，宽松且便于肢体活动；

（2）运动时间可选择早上 6 点或者下午 5～6 时，这时日照不是很强，户外温度也不高，环境比较舒适；

（3）根据场地和自身情况选择运动，如在户外锻炼，可选择快步走、散步等项目；在室内锻炼，可选择瑜伽、静坐、健身操等。但不可运动过量、汗出过多。

（三）秋季

1. 秋季养肺

秋季天气转凉，冷空气到来后，最容易刺激呼吸系统，加上老年人抵抗力减弱，容易给病菌以可乘之机，极易使人伤风感冒。扁桃体炎、气管炎、鼻炎和肺炎，在老人与儿童中尤其好发。因此，历代医学家都认为：秋季养生，重在养肺。

2. 精神调养

秋天肃杀，万物凋萎枯败，人们在秋天容易出现悲伤忧郁、多愁善感等低落的情绪，咳喘病的患者在秋天这种情绪可能表现得更为明显。如果患者总是过于悲伤，对肺金就会产生一定的损伤。秋季养肺，在精神调养上还应顺应季节特点，以"收"为要，做到"心境宁静"，使神气收敛，心情平静，精神不要向外张扬，以适应秋天肃杀、阳气收敛的特性，这样才会减轻肃杀之气对人体的影响。

3. 起居调养

（1）早睡早起　使神志安逸宁静，收敛神气，以保持肺气清静。

（2）秋凉宜冻　适度"秋冻"，有利健康。但进入深秋时要注意保暖，根据气候变化及时添加衣服。

4. 饮食调养

（1）养阴润燥 秋季的饮食调养应以养阴润燥为要。应多食用芝麻、糯米、粳米、蜂蜜、乳制品等柔润食物，同时增加鸡、鸭、牛肉、猪肝、鱼、虾，也可配以大枣、银耳、百合、山药等以增强润肺之功。

（2）益气生津 秋季是易犯咳嗽的季节，也是慢性支气管炎容易复发或加重的时期，秋季应多食梨、苹果、橄榄、银杏、萝卜等生津补肺、清热化痰之品，会有助于预防肺燥咳嗽的发生，配合服用生津之中药，如莲子、银耳、沙参、西洋参、杏仁、川贝等，对缓解秋燥多有良效，如莲子银耳雪梨汤（莲子 20g、银耳 10g、雪梨 1 个，冰糖适量，将莲子、银耳洗净，雪梨去皮去核后切片，三者一同放入锅中，加清水适量，煮至莲子熟透、汤汁浓稠时服食），此汤可以作为日常防秋燥的膳食，对于缓解燥热咳嗽很有效。百合粥（鲜百合、粳米同煮，加白糖适量温服）具有润肺止咳，清心安神之功效。太子百合养肺汤（太子参 25g、百合 15g、罗汉果 1/4 个，猪瘦肉 250g，加水同煮，吃肉喝汤）具有益气生津、润肺止咳的作用。

（3）秋季进补 "秋季进补，冬令打虎"，但进补时需注意分清虚实，不能滥补。

秋季进补之前要给脾胃一个调理期，可先进易消化之品，以调理脾胃功能。

进补之时，应选用"补而不峻""防燥不腻"的平补之品。如桂圆、莲子、黑芝麻、核桃、红枣等。脾胃虚弱、消化不良的患者，可以服食具有健补脾胃的莲子、山药、扁豆等。如木瓜炖雪蛤，木瓜性温味酸，清心润肺、补脾益胃；雪蛤润肺养阴、化精添髓、补脑益智、平肝养胃，对肺阴亏虚，脾胃虚弱、食欲不振、消化不良、身体衰弱等病症有平补作用。

5. 运动调养

（1）金秋时节，天高气爽，可多到城外乡村郊游，或登高望远，或庭园赏菊闻桂。

（2）平衡运动　秋季运动重点关注一些平衡的运动方法，如选择太极拳、八段锦等功法锻炼，其动作轻缓柔和，圆软自然，连贯协调，左右平衡，以意领气，是平衡人体阴阳脏腑的好方法。

（3）调息静坐　多做静功，如六字诀法，以增强肺的功能，抵御秋燥之邪。

（四）冬季

1. 冬季养肾

冬季阴气极盛，万物敛藏，内应于肾则阳气潜藏，人体新陈代谢相对缓慢。冬季养肾，重在保养肾精，敛阳护阴，一方面要保精积精，不要耗散肾阴，另一方面注意补肾益精，温补肾阳。

2. 精神调养

冬天草木枯衰，万物凋零，漫漫冬天，日短夜长，容易导致人体身心处于情绪低落状态，抑郁寡欢，尤其是体质虚弱或有病卧床的老年人，更容易发生情绪抑郁，使身心健康受到影响。因此，为了保证冬令阳气伏藏的正常生理不受干扰，首先要固密心志，精神安静，心情含蓄，养精蓄锐，有利于来春的阳气萌生。最忌恐惧、惊吓和烦躁。

3. 起居调养

（1）防寒保暖　衣着过少过薄，室温过低，则既耗阳气，又易感冒。反之，厚衣重裘，向火醉酒，烘烤腹背，暴暖大汗则皮肤汗孔开泄，阳气不得潜藏，寒邪亦易于入侵。

（2）早睡晚起　早睡晚起，以待日光，充足睡眠有利于阳气潜藏，阴精蓄积。

（3）冬季节制房事，养藏保精，对于预防春季温病，具有重要意义。

（4）温水泡脚　每天晚上用温水泡脚是很好的养生，能促进血液循环，增加身体热量，祛除寒邪，强身健体，益肾延寿。

4. 饮食调养

（1）平补温阳　冬季可适当多吃含热量较高的食物。比如狗肉、羊肉、牛肉、鸡肉、兔肉等，还可以吃动物肾脏，起到以形补形的作用。多用平补温和的食品，因为辛燥大热，易生火扰阳，耗伤阴液，导致人体阴阳平衡失调。适当多吃黑色食品，比如黑豆、黑木耳、黑芝麻，补肾强体。

（2）宜吃萝卜　常吃萝卜可降低血脂、软化血管、稳定血压，预防冠心病、动脉硬化、胆石症等疾病。冬季适当吃些萝卜，能消积化痰、调畅气机、防滋补食品碍胃。

（3）冬令进补　冬季是进补最好的时机。进补的方法主要有食补和药补。

冬季食补要多吃能增加热能供给的食物，如富含脂肪、蛋白质和碳水化合物的食物，包括肉类、蛋类、鱼类及豆制品等。还要注意补充矿物质及维生素。

药补，补益药根据作用的不同可分为益气、养血、补阴、补阳药。补气的药有人参、西洋参、党参、黄芪等。养血的药有熟地、当归、阿胶、首乌等。补阴的药有麦冬、玉竹、石斛等。补阳的药有鹿茸、补骨脂、淫羊藿、巴戟天等。临床上结合个人的实际情况灵活应用。也可采用中药膏方进补。膏方一般由三十余味中药组成，且服用时间较长，因此制订膏方应根据患者的疾病性质和体质类型，经辨证后配方制膏，一人一方，量体用药。

不论食补还是药补，均需辩证地进行，脾胃功能正常者，消化吸收能力才好，进补才能有效。对虚不受补之人，应在进补前先调理脾胃，等脾胃功能有所恢复，脾不虚时再进补。还需根据人体的体质、年龄、性别等具体情况分别对待，偏于气虚者，应益气健脾，宜食用黄芪炖母鸡、山药炖猪手、红枣糯米粥等；偏于血虚者，应养血补虚，宜食用桂圆红枣羹、当归猪蹄汤等；偏于阴虚者，应滋阴填精，宜食用冰糖燕窝羹、百合银耳羹等；偏于阳虚者，应温肾助阳，宜食用冬虫夏草炖鸡、鹿茸酒等。进补有针对性，方能取效。

5. 运动调养

运动是保持情绪稳定，防止情绪抑郁的最佳方法，如慢跑、跳舞等，老年人宜适度运动，多晒太阳。

冬季气候严寒，运动健身应注意防寒保暖，避免在大风、大雪和大雾天气中锻炼身体。主张以室内活动为主，做些力所能及的家务。

🌑 提示说明

1. 预防感冒是四季都要重视的事。
2. 节气交替之际，要谨慎起居，警惕意外发生。

第四章

起 居 调 摄

起居养生是指人类在长期的生产生活实践中，形成的一套合理安排生活作息，妥善处理日常生活事务，以保证身心健康，求得延年益寿的方法。

一、起居调摄的原则

1. 起居有常

起居作息和日常生活遵循自然规律，符合人体的生理常度。自然界的运行是有一定规律的，人要健康长寿就必须顺应自然规律，使自己的起居作息与自然规律保持一致，方使生命之气不竭。

2. 安卧有方

安卧即睡眠，睡眠是人的生理需要，也是维持生命的重要手段，占去人生三分之一的时间。历代医家和养生家皆重视睡眠，主张根据自然与人体阴阳变化的规律，采用合理的睡眠方法与措施，保证睡眠质量，消除机体疲劳，养蓄精神，达到抗衰防老防病、健康长寿的目的。

3. 劳逸适度

劳动和休息，两者之间相互对立、互为协调，都是人体的生理所需。适度劳作，能促进气血循环、改善呼吸和消化功能、调节精神、兴奋大脑，激发人体的生机与活力；适度休息，则可消除疲乏、调节身心，恢复体力与精力。养生当劳逸结合、动静结合、有张有弛、有节有度，只有这样，才能形神共养。

二、起居调摄的内容方法

起居养生包括睡眠调摄、衣着调摄、二便调摄、行走坐立等内容。

（一）睡眠调摄

睡眠由人体昼夜节律控制，是人体的一种生理需要。在睡眠状态下人体的组织器官大多处于休整状态，从而大大降低了气血的消耗，气血主要灌输于心、肝、脾、肺、肾等重要脏器，使其得到必要的补充与修复。因此，高质量的睡眠是消除疲劳与恢复精力的最佳方法。而睡眠卫生则是获得高质量睡眠的可靠保证。

1. 卧具

寝具适宜是创造良好睡眠环境的重要条件。床宜高低适度，以略高于就寝者膝盖为好。床铺稍宽大，垫褥软硬适中，要符合人体的生理结构，保持脊柱的正常弯曲度，以在木板床上铺垫 10 厘米左右厚的棉褥为佳。枕头的选择不宜太硬，高低亦要适度，太硬会使人的头颈部血流不畅；枕头的高度，以侧卧恰与肩平为宜，即仰卧亦觉安舒。药枕作为中医防病健身的手段，具有悠久的历史。如清热明目的菊花枕、荞麦皮枕、蚕沙枕，镇心安神的磁石枕、琥珀枕，还有绿豆皮、决明子、桑叶、小米等做的药枕，可以根据不同体质、不同季节、不同年龄来进行选择。

被褥宜柔软，厚薄适度，其厚薄应根据地区、气候、个人习惯来决定。

2. 睡姿和睡眠时间

（1）睡眠姿势　睡眠的时候，身体应取侧卧，弯背、屈膝、拱手，犹如胎儿在母腹中的姿态。这种睡姿，可令四肢百骸、皮肉筋脉处于十分松弛的状态，又可使精气内存，不致散泄。睡醒之后，应做一个伸腰、伸臂、伸腿之类的身体舒展活动，做深呼吸，使心肺活动起来，令循环活跃起来，经脉气血为之流通，焕发精神。

（2）睡眠时间　人至老年，睡眠时间要适当延长，每天可达 9～10 小时。以醒后周身感到舒适、轻松、头脑清晰、精力充沛为最宜。

（3）睡子午觉　午睡，即"昼寝"。"子午觉"，也是古代养生家的睡眠养生法之一。临床统计表明，老年人睡子午觉可降低心脑血管病的发病率，具有防病保健意义。因为子午之时，阴阳交接，极盛极衰，体内气血阴阳极不平衡，必欲静卧，以候气复。午睡时间不宜太长，一般以 30 分钟～1 小时为宜。

3. 睡前调摄

睡前调摄的重点是调摄精神。心藏神，夜卧则神栖于心。心静神安才能保证高质量的睡眠。因此，睡前必须调摄精神，使情志平稳，心思宁静，摒除一切杂念。

睡前调摄的第二个方法就是睡前适当活动。动则身劳，劳则思憩，可使精神舒缓，情绪稳定，有助于安卧。

睡前调摄第三个方法就是睡前浴足，按摩涌泉。睡前浴足可以交通阴阳，促进经脉气血运行，有利于消除疲劳。涌泉穴为足少阴肾经井穴，经常按摩可以交通心肾，安神助眠。

4. 醒后保养

醒后保养有熨目、运睛、叩齿、咽津、梳发、栉沐，颜面按摩以及"鸣天鼓"等。

（1）熨目运睛　经常熨目、运睛，可以调理气血，促进健康。其具体方法是：清晨醒后，不急于睁眼，两掌相对，用力搓动，由慢而快，搓至双手暖热后以双掌平熨双目，反复十遍，开始运睛。先令双睛向右侧运转，然后向上，向左，向下，向右，如此反复三次后再反向运动三次。运睛要慢，开始可采用睁目运睛，锻炼一段时间后可转为闭目运睛。运睛之后紧闭双目片刻，再突然急睁。

（2）叩齿咽津　摒除杂念，全身放松，口唇微闭，上下牙齿有节律地相互轻轻叩击，同时用右掌边缘部分轻叩自己的后项部。叩齿宜清晨醒后进行。

中医学将唾液称为"金津玉液"，认为口中津液充盈是健康长寿的保证。叩齿咽津是在晨起漱口后凝神闭口，先叩齿三十六次，然后咬紧牙齿，用舌在口腔中四下搅动，不拘泥次数，以津液满口为度，再分三次缓缓咽下。

（3）梳发、栉沐　梳发、栉沐属于头部自我按摩术。梳发要用木梳或骨梳。具体做法：双手微张成耙齿状，掌心面向头部，以小指按压攒竹穴，而后经过神庭穴、前顶穴，移至头后部的脑户穴，随着小指的移动和按摩，其他手指在脑壳相应部位轻轻摩抓，每次摩抓50回。梳发、栉沐可改善局部血液循环，使发根牢固，防止脱发，亦可舒筋活血。

（4）颜面按摩以及"鸣天鼓"　颜面按摩，先搓热双掌，再用掌心从前额向下颌部位均匀柔和地缓慢按摩面部。每日早晚各做一次，每次按摩数十遍至百遍，直至面部感到温暖为止。此法可使头面诸窍通利。

"鸣天鼓"，以两掌心按住两侧耳孔，十指向后抱头，将食指压在中指上，再以食指微微用力弹敲后头部的枕骨处，以自己能听到"空空"的声音为度。连续敲弹24次后，双掌心紧按耳孔再骤然放开，反复8次。此法有益于凝神，健脑，聪耳。

（二）衣着调摄

1. 衣着调摄原则

既要顺应四时阴阳变化，又要舒适得体。春季多风，秋季偏燥，故制装时选择透气性和吸湿性适中的衣料为宜。化学纤维纺织品的透气和吸湿性能都低于棉织品，而高于丝织品，最适宜做春秋季节的衣料，并且具有耐磨、挺括、色泽鲜艳的优点。夏季气候炎热，制作服装的基本原则是降温、通风透气，以利于体热和汗水的散发。冬季气候寒冷，服装要达到防寒保温的效果，宜选择织物厚、透气性小和保温性能良好的深色材料。舒适是人类本能的需要，从卫生学角度看，穿衣就是为了起舒适、保健的作用。衣着款式合体才会既增添美感，又使人感觉舒适，从而起到养生保健的效果。

2. 衣着调摄宜忌

春季宁稍暖，秋季可稍凉。冬季宜寒甚方加棉衣，以渐加厚，不可一顿便多，唯无寒而已。此外，衣服切不可急穿急脱，忽冷忽热。老人和身体虚弱的人，由于对寒热的耐受性较差，所以又当尽量注意慎于脱着，以免风寒暑湿侵袭。出汗之后，还要注意大汗之时忌当风脱衣。

（三）二便调摄

二便调摄的重点在于二便通畅。保持二便通畅，首先需要养成定时排便的习惯，同时注意饮食的粗细搭配，多食粗粮，多食水果蔬菜。排尿要顺其自然，强忍不尿、努力强排都会对身体健康造成损害。每天保持足量饮水，对保持排尿有利。

（四）行走坐立

老年人群，行走坐立，最需谨慎小心，要从容稳重，防止跌撞磕绊，避免发生意外。

● 提示说明

1. 安全第一的意识要落实到生活起居的各个方面。

2. 谨防跌倒，是老年人健康养护的重要内容。

3. 定期体检，注意安全用药。

4. 注重家庭支持。老人家庭成员应当学习了解老年人健康维护的相关知识和技能，照顾好老人的饮食起居。

第五章

饮 食 调 摄

饮食养生，就是按照中医理论，遵循饮食规律，注意饮食宜忌，合理地摄取食物，以达到增进健康、益寿延年的目的。

一、饮食调摄的原则

1. 营养丰富

人体必需的营养包括水、碳水化合物、脂肪、蛋白质、维生素、矿物质六大类，这六类营养主要来源于日常食物。从养生的角度说，六类营养应该齐全，供给量必须充足，结构也应该合理。关键是怎样做到合理调配，全面配伍，而不偏嗜。尤其是要根据个人的身体状况、禀赋差异和饮食习惯来安排自己的膳食，以保证营养合理。营养素的摄入要和年龄及体力消耗相适应。

2. 结构合理

中国人的饮食结构通常包括五谷、五畜、五菜、五果四大类。五谷是主食，五果是辅助，五畜是补益，五菜是充给。所谓五谷，泛指整个谷类和豆类食品，这是人类养生长寿所必需的最主要的食品，是人类的主食。五畜，泛指肉乳蛋类荤食品，适量食之，对人体大有裨益。五菜，指各种各样的蔬菜，可以使机体所需的各种营养成分得到补充、完善。五果，泛指整个果类食品，适当进食果品，可以补充维生素、微量元素及多种果糖、纤维素、果酸、果胶等，对人体健康大有好处。

3. 饮食有节

（1）饮食要定时定量　每天早、中、晚三餐，要有固定的进食时间。每次进食七分饱，最好能定量，不能大起大落。

（2）吃饭要保持良好的情绪　进食时必须摒除一切忧愁烦恼，务使情绪轻松愉快，切忌愤怒惊恐，否则食欲锐减，影响食物的消化吸收。长期情绪不好，就会损伤脾胃，进而引起其他疾病。反之，如果精神愉快，食欲也会不断增加，肠胃便能很好地消化食物和吸收营养。这样，可使羸弱者增强体质，还可使抱病染疾者迅速痊愈。

（3）不吃腐败之物　凡食物变馊或腐败就不能吃，变气味，变颜色，没有煮熟，都不能吃，为的是预防疾病。病从口入，饮食必须干净，尤其是肉食必须新鲜。凡腐败变质之物皆不可食。凡病死的禽兽，都不能食用。食物烹煮要得法，特别是肉类，必须要煮熟，而且要熟透。肉食如不煮熟就食用，很容易得绦虫病及其他寄生虫病。老年人牙口不好，食物还应该煮得软烂。饮水要清洁，要煮沸才能饮用。

（4）吃饭要细嚼慢咽　中医主张"饮必细呷"，大饮则气逆，造成呛咳或气喘，甚至造成痰饮病。干渴时要防止暴饮。吃饭必须细嚼慢咽，切忌狼吞虎咽。

（5）坚持饭后漱口和散步　坚持饭后漱口，清除食物残渣，既可防止产生龋齿，又能消除口臭。提倡饭后散步和摩腹，这对促进食物消化很有帮助。可在室内或庭院缓缓步行二三百步，并可两手轻柔按摩腹部，促使腹部血脉流通，增强肠胃蠕动，自然有益于消化。饭后散步，身体得到活动，情绪上轻松愉快，更能增进消化功能，防止积食不化。

4. 谨守宜忌

由于人的体质、饮食习惯、风俗信仰各有不同，或者受环境、气候的影响，对于食物的选择也有所不同，有的适宜，有的则要避忌。饮食禁忌主要包括三个方面：

（1）搭配宜忌　一般情况下，食物都可以单独使用，有时为了矫味或提高某方面作用，常常将不同食物搭配来食用。其中有些食物不宜在一起配合应用，即所谓搭配禁忌。据文献记载，柿子忌螃蟹，葱忌蜂蜜，鳖甲忌苋菜，菠菜忌豆腐等等。

（2）时令宜忌　四季气候交替，春夏阳气旺盛，万物生机盎然，应尽量少食温燥发物，如春夏之际忌食狗肉，少食羊肉；秋季干燥应尽量少食辛热食物，多食含水较多的水果；冬季严寒应少食寒性食物，宜进食温热食物。

（3）体质宜忌　由于体质不同，或者身患疾病，有些食物则必须慎食或忌食。如脾胃虚寒之人，平常宜食温脾暖胃之品，不宜食寒凉滑泄之物；阳热火盛之人，饮食宜清淡，忌食辛辣炙煿之物；血脂高者忌食肥甘厚腻，糖尿病者忌食高糖之物，以低糖易消化食物为主，且应控制进食总量；痛风者饮食清淡，宜低嘌呤食物，不吃或少吃海鲜、鱼虾、动物内脏等高嘌呤含量的食物，禁忌饮酒。

二、饮食调摄的内容方法

（一）饮的方法

1. 饮水

水是人体进行新陈代谢的重要介质。保持体内的水量平衡，是维持生命活动的重要环节。身体缺水会引起许多疾病。每天保证足够的水量摄入就成为饮食养生的关键。当然，饮水也有学问，不要饮用多次烧开的水或放置多天的水，每次饮水不宜过量，以免损害肠胃，饭后饮水也不宜太多，否则不利于消化，还有可能引发胃病。

2. 饮茶

茶叶可分为绿茶、红茶、花茶、砖茶、乌龙茶等五大类。绿茶一般为南方人喜爱，绿茶能防止血管硬化，降血脂，还能消除疲劳，振奋精神，益思明智。同时绿茶所含茶多酚较多，具有较好的抗癌作用。红茶则健胃作用较好，多为妇女、老年人喜爱。普洱茶也有较好的暖胃助消化作用，适于老年人饮用。

一般饮茶要选择水质洁净甜美的水为好，茶具可用陶器、瓷器或玻璃具。泡茶的温度一般以70～80℃为宜。冲泡的时间一般3～5分钟即可，冲泡三道。正常人一般饮茶4～5杯，浓度适当，不宜太浓。失眠者、高血压、心脏病、动脉硬化、胃溃疡、贫血者等，就不适宜饮茶，或只能少饮茶。

3. 饮酒

中医认为，少量饮酒可以和血运气，壮神御寒，遣兴消愁，辟邪逐秽，温暖内脏，助行药力。过量饮酒则伤神耗血，动火生痰，发怒助欲，以至产生湿热诸病。

酒对人体是利害相兼。好处是它既具有补益作用，又具有医疗保健功能。适量饮酒，有益健康。酒的害处也是非常明显的。长期不适当饮酒会引起乙醇慢性中毒，出现神经、精神方面的病变，智力衰退，注意力涣散，记忆力和判断力下降，甚至出现谵妄等。还可以引起手、舌乃至全身震颤、性欲下降，出现嫉妒、妄想、幻觉症等；甚至引发肝硬化、慢性胃炎、胰腺炎、糖尿病、内分泌和代谢紊乱等诸多并发症。

所谓适当饮酒，包括两方面的含义，一是酒类的选择上，尽量不喝或少喝高浓度的烈性白酒；二是酒量适可。一般以喝黄酒、红酒或啤酒为宜，中老年人也可喝些药酒。一般红葡萄酒每天不超过100ml、白酒不超过10ml、啤酒不超过300ml、黄酒不超过300ml为宜。酒后不要同房。酒后也不要马上洗澡，容易引起"晕堂"，甚至引发意外。

（二）食的方法

1. 粥食

粥，俗称稀饭，一般采用大米或小米加水煮熬而成。粥在养生学上，最大的特点是护养胃气。因此适宜老年、病后体虚之人食用。老年人胃气衰弱，饭食等硬性食物难以消化，如以粥食进之，既可护养胃气，又可充盛气血，是延年益寿的好办法。尤其早餐时大多胃口未开，不思进食，如果进以糜粥如肉粥等，辅以鸡蛋、蛋糕，是理想的早餐食谱。病后之人，体质虚弱，胃纳欠佳，此时食以糜粥，大有裨益。此外，酒后之人，尤其是醉酒呕吐之人，进以糜粥，不仅照顾胃气，防止胃部损伤，还能醒酒助神。

老年粥食，大多可加入血肉有情之品或补益类中药，以达到食养食补的目的。如有老年性疾病者，还可配以相应中药，制成药粥，达到预防或控制疾病的目的。可参照"下篇"的相关内容。

2. 饭食

饭食是正餐主食之一。古代指煮熟的各种谷类食物，现在一般多指用稻米或小米煮制的干饭。饭的烹制方法多种，但就大米饭来说，一般以蒸、焖、煮为常见。老年人饭食，必须松软糯爽，甘美清香，切忌生硬。夹生饭或太硬的饭，均不利于消化。

饭是生命之本，胃气之源。老年人大多胃气虚弱，食量不大，可以采用少量多餐的形式，于一日三餐正餐外，多加两餐点心。至于做饭的原料，除了大米、白面主粮外，还有玉米、荞麦、薯类、燕麦、小米等杂粮，也可适当搭配食用。

3. 菜肴

菜肴的种类尽管很多，但无外荤素两大类。中医养生提倡是荤素结合。吃荤也要吃些素菜，尤其多吃蔬菜，如胡萝卜、南瓜、苦瓜、西红柿及青菜、白菜等。荤菜类，除了禽兽肉外，适量吃些鱼、虾类，以补充蛋白质，尤其多吃些小鱼、小虾，还可以补充钙质。

4. 水果

水果和蔬菜一样，也是人类健康必不可少的食品，如果说粮食、鱼、肉类等食品主要是供给人体蛋白质、脂肪和碳水化合物，那么，水果则是满足人体各种维生素、无机盐的需要。

水果的种类很多，常见的有苹果、梨、香蕉、葡萄、西瓜、桃、李、山楂、柑橘、杏、大枣、菠萝、荔枝等。其中，苹果营养丰富，性味平和。梨性甘寒微酸，有清心润肺、清热利尿、降火止咳之功效。香蕉性味甘寒，能清热润肺，润大肠，通血脉，解酒毒，降血压。葡萄酸甜甘美，营养丰富，含有大量易于人体吸收的葡萄糖、果糖等，还有延缓衰老的作用。西瓜，被称为"天然白虎汤"，具有很好的清热生津、止渴解暑的功效，是夏季常食的瓜果。

吃水果主要注意三点：一是饭后不要马上吃水果；二是食用不可过量，每天 200～400g 即可；三是根据自身体质及季节选择水果，如脾胃虚寒者，宜温热性的水果，尽量少吃或不吃寒凉水果，秋季宜吃苹果、梨等凉润的水果。

提示说明

1. 注重营养是老年人饮食调摄的重点。
2. 老年饮食务必做到熟、软、暖。
3. 高龄老人要特别注意吞咽安全。

第六章

运动调摄

运动调摄，就是通过适当的运动，活跃四肢百骸、形体关节，使经络通利、气血流畅乃至脏腑坚固的方法。运动调摄的方法很多，这里仅介绍适宜于老年且简便易行的方法。

一、运动调摄的原则

1. 形神合一

形和神是统一的不可分割的整体，两者相互依存、相互影响，密不可分。神本于形而生，依附于形而存，形为神之基，神为形之主。担任统帅和协调形体作用的是心神，只有在心神的统帅调节下，各形体组织才能够相互配合，生命才能表现出协调统一的功能活动。

因此，运动调摄一定要配合内在的精神修炼，两者相辅相成，不可偏废。

2. 动静适宜

运动养生要动静结合、刚柔相济。动以养形，静以养气，能将动和静，劳和逸，紧张和松弛这些既矛盾又统一的关系处理得当，协调有方，则有利于养生。

动静适宜的原则，强调个性化的因人制宜思想。体力方面，强壮者可适当多动，体力较弱者可少动，皆不得疲劳过度。从病情看，较重者以静功为主，配合动功，随着体质的增强，可逐步增加动功。时间上，早晨先静后动，有益于一天的工作；晚上宜先动后静，有利于入睡。总之，心神欲静，形体欲动，只有把形与神、动和静有机结合起来，才能符合生命运动的客观规律，有益于强身防病。

3. 炼养相兼

炼养相兼是指运动锻炼与合理休养并重，即炼中有养，又炼又养，这对于体质较弱及慢性病患者尤其重要。同时，还要和饮食调养、药物调养相结合。通过饮食来保证充分、合理的营养，通过药物来补亏救偏、止损扶衰，从而保障身体功能正常。

4. 循序渐进

老年人运动锻炼，要注意掌握运动量的大小，运动量太小达不到锻炼目的，起不到健身作用；太大超过了机体耐受的限度，反而会使身体因过劳而受损。尤其是要避免剧烈运动，避免运动意外及损伤。总之，老年运动在时间、频率、强度等方面都要合理适度，不要急于求成，要循序渐进，慢慢调整，以舒适愉悦不疲惫为好。

5. 持之以恒

运动养生必须长期坚持不懈。有些传统的养生方法简便易学，可以在短期内学会一些基本的动作方法。但要想获得持久良好的效果，必须坚持不懈，久久为功。形体养生要有一个时间积累的过程，方能逐步显现效果。由于养生者年龄、体质、病情和掌握传统的运动养生方法的程度不同，故其获效的时间长短不一。无论收效与否或收效大小，都要正确对待，善于分析与总结，坚定信心，持之以恒。

二、运动调摄的内容方法

（一）日常简易运动法

1. 散步

散步，又称步行、走步。散步是老年人最适合的健身方法。天气晴好时，宜于户外活动。每天早上或傍晚，可在湖边、公园、小区庭院等空气清新、环境优雅、花草扶疏之处，信步闲行，悠然自得。风雨或寒冷之时，则宜在户内活动，可绕室而行。散步时要放松心情，呼吸和缓，随意活动，伸展臂膀，时间以 30 分钟左右为宜，不能太久或感到劳累。

2. 慢跑

对于体质体能较好，且没有严重疾患的老人，可以进行慢跑运动锻炼。慢跑的运动量比跑步运动量小，且节奏较慢，但比步行运动量大，效果也更显著，对于心血管疾病的预防及早期保健有较好效果。同时，配合呼吸运动，改善体内血氧含量，还可以振奋精神、增强消化功能，有效地预防肥胖症、胆石症等。慢跑宜在清晨，时间不要太长，速度、节奏、强度要适中，以不疲劳为度。体质虚弱或高龄老人，气候寒冷时，均不宜在室外慢跑。

3. 广场舞

广场舞是群众性的娱乐健身活动，适宜于中老年或低龄老人参与，尤其为女性老人所喜爱。在广场舞的编排上加入中医养生保健的元素，如五脏健身舞、四季健身舞、经络健身舞等，可以根据时令、脏腑的不同特性，采取相应的健身方法。老年人适当参与广场舞，不仅可以锻炼身体，还可以增进社会交流，获取有关社会信息，避免孤独、抑郁的心理，达到娱乐身心的目的。

（二）日常简易保健法

1. 固齿法

上下齿轻轻咬实，渐咬渐紧渐齐，每日 2～3 次，每次 5 分钟，可以固护牙根，防治牙齿虚浮脱落。

2. 叩齿法

每天清晨睡醒之时，把牙齿上下叩合，先叩臼齿 36 次，再叩前齿 36 次。有助于牙齿坚固。

3. 调息法

经常闭口调整呼吸，保持呼吸的均匀、和缓。

4. 咽津法

每日清晨，用舌头抵住上腭，或用舌尖舔动上腭，等唾液满口时，分数次咽下。有助于消化。

5. 梳发法

用双手十指插入发间，用手指梳头，从前到后按搓头部，每次梳头 50～100 次。有助于疏通气血，清醒头脑。

6. 运目法

将眼球自左至右转动 10 余次，再自右至左转动 10 余次，然后闭目休息片刻，每日可做 4～5 次。可以清肝明目。

7. 凝耳法

两手掩耳，低头、仰头 5～7 次。可使头脑清净，驱除杂念。

8. 提气法

在吸气时，稍用力提肛门连同会阴上升。稍后，再缓缓呼气放下，每日可做 5～7 次。有利于气的运行。

9. 甩手法

自然立定，两脚分开与两肩平齐，两手同时或分先后作前后甩动，或向左右作圆弧甩动，可以活动臂膀、疏利经络。

（三）日常简易按摩法

1. 眼眶按摩

双手拇指分别按太阳穴，其余四指半握拳状，用食指第二指节轮刮眼眶，手法轻重适度，以舒适为宜，每次约 20 次。然后可对睛明（鼻根）、四白等穴位进行按压，各穴位按揉 15 圈后，换按揉方向再做 15 圈。这一方法可畅通眼部经脉，如足太阳膀胱经和足少阳胆经注目的经气，加强对双眼气血的注入，使双目得以精血濡养，从而减轻了眼睛的疲劳，延缓眼目昏花的出现。

2. 耳郭按摩

先做提拉耳动作，即用双手拇指和食指分别拿捏提拉双耳耳尖及耳垂，提拉各 20 次，使耳发热为佳。接着进行耳轮的按摩，方法是从上向下，揉捏耳轮 20 次至发热。然后，进行耳根按摩，方法是用手的中指和食指分别于耳根的前后从上向下按摩 20 次。最后，做"鸣天鼓"法：以两手掌捂住两耳孔，五指置于脑后，用两手中间的三指轻轻叩击后脑部 24 次，然后两手掌连续开合 10 次。

3. 面部按摩

每天清晨，搓热双手，以中指沿鼻部两侧自下而上，到额部两手向两侧分开，经颊而下，可反复 10 余次，至面部轻轻发热为度。可以使面部红润光泽，消除疲劳。

4. 颈部按摩

首先在开始颈部主动运动之前先进行颈部的按摩，搓热双手后即从上向下摩搓颈项部 15 次，然后点按风池、大椎穴各 30 次。接下来进行颈部的主动运动。颈部的屈伸运动，缓慢匀速地交替点头、后仰为一组，共做

10 组。做完后做左右的侧屈各 10 次。接下来进行颈部旋转，向左和向右旋转各 10 次。在以上运动中，若出现眩晕或四肢无力等，应即刻停止。最后进行争力动作，其要点是：双手十指交叉置于项后，将颈部用力向前推，颈项则与手力方向相反，用力向后挺直，然后放松，稍停片刻，再重复做，可做 5 次左右。以上方法能促进颈部局部的血液循环，缓解肌肉的痉挛，从而维持正常的颈部生理弯曲与功能。

5. 腰部按摩

双手搓热后在腰部由上向下着力按揉至骶尾部 30 次，以发热为佳。经常按摩腰部有强腰壮肾之功，还可消除腰痛。

6. 腹部按摩

每次饭后，用掌心在以肚脐为中心的腹部顺时针方向按摩 30 次左右。可帮助消化，消除腹胀。

7. 摩腹功

第一势：用两手中三指（食指、中指、无名指）按在心窝处，从左向右逆时针旋转按摩 21 次。

第二势：用两手中三指，从心窝处开始往下旋转按摩，一边按摩一边移动，直至肚脐下方的耻骨为止。

第三势：用两手中三指，分别从耻骨处两边往上按摩，一边按摩一边移动，直至心窝处两手相交为止。

第四势：将两手中三指，放在心窝处一起垂直向下推按至耻骨处，如此 21 次。

第五势：以肚脐为中心，用右手由左向右绕着肚脐逆时针按摩 21 次。

第六势：以肚脐为中心，用左手由右向左绕着肚脐顺时针按摩 21 次。

第七势：左手叉腰，大指在前，四指在后托住，轻轻捏住腰部，用右手中三指从左胸口往下直推至大腿根，反复 21 次。

第八势：右手叉腰，大指在前，四指在后托住，轻轻捏住腰部，用左手中三指从左胸口往下直推至大腿根，反复 21 次。

第九势：自然盘坐，双手握拳放于膝上，双脚趾头也稍稍蜷曲，将上身自左向前并右转向后摇转 21 次，然后再反向自右向左摇转 21 次。

上面的方法，如果把上身向左摇转，要将左肩超出左膝，向前摇时上身要伏在双膝上；向右摇转，要将右肩超出右膝，向后摇要弓腰后撒。摇的动作不宜过大，不宜过快，不要过度用力，要放松自然。

按：摩腹功，即"延年九转法"，选自《颐身集》，又名仙人揉腹，是清代方开所传的著名导引按摩法，全套功法包括八种摩腹方法和一种上身摇转法，故名"九转法"。此功法以"以动化静，以静运动，合乎阴阳，顺乎五行"为原则，将导引功法和腹部推拿融为一体，能通和上下，分理阴阳，祛旧生新，充实五脏，祛外感之诸邪，消内生之百症，发挥强身益寿之效，而且锻炼不受时间、场地等限制，简单易练，动作柔缓，不会太过劳累，最适宜于中老年人练习。

练习要点：

（1）摩腹时必须凝神静虑，排除杂念。

（2）手指轻揉，缓缓摩动。

（3）长期坚持，早晚两次，久久为功。

8. 足心按摩法

每日临睡前，以拇指按摩足心，顺时针方向按摩 100 次。有强腰固肾的作用。

9. 常见穴位按摩

神阙摩术

男性将左手心（劳宫穴）按在肚脐（神阙穴），右手心按在左手背，顺时针方向作圆周缓慢按揉腹部，由小到大圈，连续九圈，最高达心窝部，最低达少腹部（耻骨联合上缘）。然后逆时针方向作圆周缓慢按揉腹部，由大到小圈，连续六圈，最后停留在肚脐（神阙穴）。这叫一个周次。

注意事项：

①女性左右手交换，男左女右。

②先九后六为一周次。可连续作若干周次。次数不限。平心静气，不

急不躁，每天可做几周次，不固定时间。没有空闲，可不强求，不做也可。

③按揉的力度不可过重，以舒适为度。直接贴按皮肤上或隔薄内衣均可。站立、端坐或平卧均可自行施术。以环境舒适，体位适中为宜。

④施术时不怀杂念，意守神阙，随按揉方向，想象气血的周流。

⑤动作不便的人，可由身旁的亲朋帮助完成。腹部前正中线是任脉，两旁有足阳明胃经、足少阴肾经、足厥阴肝经、足太阴脾经、足少阳胆经，手心是手厥阴心包经的劳宫穴，此摩术可以通络接气，把主要经脉周流摩接，起着疏调经络、平秘阴阳的作用。除了直接调整胃肠外，还有很好的健身强壮的效应。

气海穴、命门穴

按摩下腹部（气海穴）和腰背部（命门穴）。方法：在关元穴（肚脐下 3 寸）和肚脐（神阙穴）连线的中点是气海穴（肚脐下 1.5 寸），将手掌劳宫穴对准气海穴，整个手掌覆盖肚脐（神阙穴）和关元穴之间，顺时针按摩 60 次，逆时针按摩 60 次，共 120 次（即取人体的"天年"寿限）。然后以同样的方法揉按腰背部的命门穴（即肚脐相对正后方的腰背部），也是顺时针按摩 60 次，逆时针按摩 60 次，共 120 次。每天早晨起床前和晚上睡前各按摩一次，每次按摩后，气海穴和命门穴会有发热、温暖的感觉。坚持按摩有保养精气和健肾，提高免疫功能的作用。

合谷穴、内关穴、足三里穴

经常按摩合谷、内关和足三里等穴位，有良好的保健作用。按摩合谷穴有清利头目的作用，可缓解头痛症状，可以防治头面五官方面的疾病；按摩内关穴对心脏有保健作用，有助于防治心脏疾患；按摩足三里穴有调理脾胃的作用，可有效预防消化系统疾病。

（四）老年简易导引法

老年人易于施行的导引法附列如下，分别为卧功、立功、坐功三项：

1. 卧功

第一势：仰面卧好，伸开两足，竖起足趾，伸开两臂，伸出十指，都用力向下，左右连身，牵动数遍。

第二势：仰面卧好，伸开左足，以右足屈向前方，两手用力攀至左边，到胁部。攀左足与上相同，轮流进行。

第三势：仰面卧好，竖起两膝，两膝头相并，两足向外，以左、右手各攀左、右足，用力向外，数遍。

第四势：仰面卧好，伸开左足，竖起右膝，两手兜住右足底，用力向上，从膝头至胸。兜左足底时，与上方法相同，轮流进行。

第五势：仰面卧好，伸开两足，两手握住大拇指，头放在枕头上，两肘放在床席上，微微把腰举起，摇动数遍。

2. 立功

第一势：正直站立，两手叉向后，举起左足，空掉数遍，掉右足与左相同，轮流进行。

第二势：正直站立，仰面昂胸，伸直两臂，向前，开掌相并，抬起来，好像抬动重物一般，高度到头部，做数遍。

第三势：正直站立，横着伸开双臂，左右托开，手握大拇指，然后腕转顺、逆摇动，不计数遍。

第四势：正直站立，两臂垂直向前伸开，接近腹部，手握大拇指，好像提起百钧重物，使左右肩都耸动，如此做数遍。

第五势：正直站立，伸开手臂，一只手臂挺直向上，好像托起了重物，一只手臂挺直向下，好像去压重物，左右手轮流进行。

3. 坐功

第一势：双盘打坐，擦热两掌，做洗脸的动作，眼眶、鼻梁、耳根，各处都要按摩到，直到面部觉得微微发热为度。

第二势：双盘打坐，伸展腰，两手放在膝上，使眼睛随着头的左右转动而左右观看，好像摇头一般，做几十遍。

第三势：双盘打坐，伸展腰，两臂用力，做挽硬弓的动作，左右臂轮流做。

第四势：双盘打坐，伸展腰，两手掌掌心向上，挺肘用力，一起向上，好像托起百斤重的物体，做数遍。

第五势：双盘打坐，伸展腰，两手握大拇指作拳头状，向前用力，作捶物状，做数遍。

第六势：双盘打坐，两手握大拇指，左右托实坐的地方，微微举臂，以腰摇摆数遍。

第七势：双盘打坐，伸展腰，两手放置膝上，以腰前扭后扭，再左侧扭，右侧扭，全身使力，互相轮流进行，做数遍。

第八势：双盘打坐，伸展腰，两手伸开手掌，十指相叉，双肘拱起，掌按住胸前，反过手掌推出，正面手掌再挽回来，如此做数遍。

第九势：双盘打坐，两只手握住大拇指成拳头状，反到后面捶背及腰，又向前，左右交叉捶双臂及腿，直到捶得舒服轻快为止。

第十势：双盘打坐，两手按住膝头，左右肩前后交替扭动，好像转动辘轳，令骨节都响动，直到背部微微发热为度。

按：上述"卧功、立功、坐功"三套导引法，选自曹庭栋《老老恒言》。该导引法动作幅度较小，简单易掌握，可在室内进行，安全性强，特别适合老年人练习。老年人每日坚持练习，可宣通气血，舒展筋骨，有益无害。

练习要点：

（1）卧功多在睡醒时为之，亦可在睡前为之。

（2）坐、立、卧三套可兼而行之，亦可任选一二套练习。

（3）动作宜小，力度宜轻，尤其盘腿打坐要以自适为度。

（五）脏腑导引养生法

1. 肝脏导引法

（1）肝脏导引法　此法共一势。正身端坐，右手按于右大腿根部，左手按于右手之上，缓慢左右扭转上身各 15 次。

经常修习此功法，对于肝脏具有保健作用，并能祛除肝脏风邪积聚等疾病，可有效预防各类肝脏疾病的发生。

（2）补肝导引法　此导引法共三势：

第一势：取站式或正坐，双目垂帘，似闭非闭，舌抵上腭，用双手掩口鼻，取热气，再上下搓面三五遍，使面部极热。闭气，意想从肝脏中一股清气缓缓入肩背，引中丹田气入肝脏，复引入下丹田。

第二势：平身正坐，两手胸前用力交叉，然后向上绕头置于项后，仰头，手用力上托，头仰下压。反复多次至力极。

第三势：接上势，两手叠放压于左大腿腹股沟处，用力向上挺身，反复多次至力极，再换右腿重复前法。

此导引法于春季修炼。肝属木，应春，春为肝气所主，故调肝养肝多宜在春季。

（3）养肝坐功法　正坐，两手重叠按大腿骨的下方，慢慢转过身躯，左右各三五次；又以两手拽相叉，翻覆向胸三五次。然后稍稍闭气，闭目，三咽液，三叩齿而止。其功用能去肝脏平时积聚的风邪毒气。

（4）胆腑导引法　此法共两势：

第一势：平身坐定，两脚掌相对，伸直腰，昂头，用两手分别挽起两脚腕，前后左右摇动两脚。各 15 次。

第二势：伸腿大坐，两手放于身后两侧，按地，用力向上挺身及腰脊，15 次。

经常修炼此法，对于胆具有保健作用，并能祛除胆家风毒邪气等，可有效预防各类胆病的发生。

（5）养胆坐功法　大坐，脚底朝天，以两手挽起脚踝，摇动三五次；又以两手撑地，举身，撑起腰脊三五次。然后稍稍闭气，闭目，三咽液，三叩齿而止。作用是祛除胆腑的风毒邪气。

2. 心脏导引法

（1）心脏导引法　此法共四势：

第一势：正身端坐，两手握拳，右手向左，左手向右，两手用力相互捣动各 30 次。

第二势：正身端坐，用左手按左大腿上，右手向上托举，向上托举时自我加重如托重石。左右臂交替行功若干次。

第三势：两手十指相交叉，前伸，用脚踏两手中，左右脚互换各 30 次。

第四势：收势。行功完毕，闭目端坐良久，然后将口中唾液分三次咽下，再叩齿三次而止。

此法须经常修习，可以祛除心胸间各种风邪疾患，预防心脏疾患的发生。

（2）补心导引法　此导引法共三势：

第一势：端坐，闭气，双目垂帘，似闭非闭，舌抵上腭，身体侧弯，同时两手上撑过头，掌心向外，至力极。左右行功同。

第二势：正身端坐，闭气，用一手按大腿腹股沟处，一手向上举，挺腰身，至力极，然后左右互换重复前面动作。

第三势：取站式或端坐，将两手合掌于胸前，指尖向前，极力伸臂，至力极为度。

此导引法于夏季修炼。心属火，应夏，夏为心气所主，故补心养心多宜在夏季。

（3）养心坐功法　正坐，两手握拳，用力左右相虚筑各六次；又以一手按腕上，一手向上拓空，如撑起重石；又以两手相叉，以脚踏手中五六次。然后稍稍闭气，闭目，三咽液，三叩齿而止。此功的作用是清除心胸之中的风邪诸疾。

3. 脾脏导引法

（1）脾脏导引法　此法包括两势：

第一势：伸腿大坐，一只脚前伸，另一只脚后屈于臀下。两臂交替向后掣伸，各 15 次。

第二势：收势。正身跪坐，两手按地，身体前倾，左右扭头向后虎视，各 15 次。

经常修习此法，对于脾脏有保健作用，并能祛除脾脏积聚、风邪、毒气等，可有效预防各类脾脏疾病的发生。

（2）补脾导引法　此导引法共四势：

第一势：季春练法。取站式或坐姿，双手自然下垂，双目垂帘，似闭非闭，舌抵上腭，闭口，然后两手握拳提起如弯弓射雕状，然后双手向左右作拉弓状展臂。

第二势：季夏练法。端身正坐，双臂自然伸直，将手指竖起，向后反拘。然后向上举过头，反复三遍，后向前屈身，若干次。

第三势：季秋练法。将两手交叉于头上，两手用力向左右相争。

第四势：季冬练法。两手极力上举三遍。再双手握拳如射雕状，向左右拉弓状展臂。

此导引法依四季分为四段。脾属土，旺于四时，故此法依四时季春、季夏、季秋、季冬锻炼。

（3）养脾坐功法　正坐，伸一脚，屈一脚，以两手向后反擎各三五次；又跪坐，以两手撑地，回头用力虎视各三五次。然后稍稍闭气，闭目，三咽液，三叩齿而止。作用是去脾脏积聚的风邪，同时增进食欲。

4. 肺脏导引法

（1）肺脏导引法　此法包括三势：

第一势：正身端坐，两手按于地上，身体前缩，脊背弯曲，向上举三次。

第二势：正身端坐，用手握拳，手拳反捶脊背，左右各 15 次。

第三势：收势。行功完毕，闭目端坐良久，然后将口中唾液分三次咽下，再叩齿三次而止。

经常修习此功法，对于肺脏具有保健作用，并能祛除肺家风邪、积劳等，如肺部感染及肺结核等，可有效预防各类肺脏疾病的发生。

（2）补肺导引法　此导引法共三势：

第一势：取站式或正坐，双目垂帘，似闭非闭，舌抵上腭，闭气，用双手相叠抱于头项后，旋转身体，可先顺时针旋转，再逆时针旋转，各 12 遍。

第二势：接上势，将两手交叉，上举过头，左右用力伸拽，十指分开，再交叉合起，反复 10 遍。

第三势：用两拳捶脚胫部，10 余遍。叩齿 36 遍。

（3）养肺坐功法　正坐，两手撑地，蜷缩身体，弯曲背脊，向上三举，以消除肺脏的风邪积劳。接着反过拳来捶击背脊，左右各三五次，以清除胸臆间的风毒。然后闭气为之良久，闭目咽液，三叩齿而止。

5. 肾脏导引法

（1）肾脏导引法　此法包括三势：

第一势：正身端坐，两手掌伸直高举，然后左右侧弯腰，伸引左右两胁，各 15 次。

第二势：正身端坐，用两手抱左膝，挽肘使膝上举，左右膝互换，同时向左向右扭身，各 15 次。

第三势：收势。正身站立，两脚与肩同宽，两手叉腰，用左脚前后用力踏地，左右脚互换，不拘数。

经常修习此功法，对于肾脏具有保健作用，并能祛除腰肾及膀胱间风邪积聚等，可有效预防各类肾脏及泌尿系疾病的发生。

（2）补肾导引法　此导引法共三势：

第一势：取坐姿或仰卧位，双目垂帘，似闭非闭，舌抵上腭，闭气，将两手交叉，用一只脚蹬手掌上，反复伸屈多次后，可换另一足重复前面动作。

第二势：取坐姿，用双手扳脚趾，并不住搓捏，若干次。坚持锻炼，效果更佳。

第三势：取坐姿，用一手抚住膝部，一手抱头，前后俯仰，左右旋转，若干次。

（3）养肾坐功法　正坐，两手从耳朵左右牵引胁肋三五次，可挽臂向空中抛射，左右相同，扭动身体三五次。然后两脚前后摆动，左右各十几次。接着稍稍闭气，闭目，三咽液，三叩齿而止。此功的作用是祛除腰肾、膀胱间的风邪积聚。

按：脏腑导引法选自《黄庭内景五脏六腑补泻图》《灵剑子》《遵生八笺》，经整理改编而成。以中医理论为指导，根据脏腑的生理功能和特性，顺应四时阴阳的变化，协调脏腑之间的平衡稳定，以保养脏腑为目的。脏腑导引往往兼以存想脏腑形象为导向，通过外在形体的有序运动，使经络疏通、气血流行、关节滑利、四肢灵便、内外结合，最终达到脏腑坚固、气血和调、阴平阳秘、精神饱满的效果。

练习要点：

（1）根据脏腑的生理功能和特性，春夏秋冬四季及长夏可以对应的五脏功法为练习重点，如春季以肝脏导引为主。

（2）可以结合道家的存想功夫，以所存脏腑为练功指向，集中意念，重点练习某脏功法。

（3）练功地点、方向亦可按时令、脏腑相应的原则选择。

（4）动作幅度随意，练习时间适当，一般不宜有疲倦之感。

（六）传统导引养生法

1. 五禽戏

五禽戏基本术式概要介绍如下：

（1）虎戏　直立，放松，脚跟靠拢，调匀呼吸，意守命门。

第一式：两腿屈膝半蹲，左脚稍抬起，脚尖点地，靠近右脚踝关节。两手握拳，提至腰侧，拳心向上，眼观左前方。然后缓吸气，两拳上举，拳心向里。呼气，两拳外翻，向前推出，高与胸齐。同时，左脚往左前跨出一步，右脚随即跟进半步，脚跟前后相对，相距一尺，重心落在左腿，左脚点地，眼看左手食指。

第二式：与左式相反，左脚向前半步，右脚抬起，脚尖点地，靠近左脚踝关节。两手握拳，拳心向上，眼看右前方。缓吸气，两拳上举，拳心向里。呼气，两拳外翻向前推出，高与胸齐。同时，右脚向右前跨出一步，左脚随即跟进半步，脚跟前后相对，相距一尺。重心落在右腿，右脚点地，眼看右手食指。

（2）鹿戏 两脚开立，宽与肩同，双臂下垂。放松，调匀呼吸，意守尾闾。

第一式：屈右膝，上体后坐。伸左腿，稍弯膝，左脚点地。双手前伸，微屈肘，左手在前，右手置左肘内侧，两拳心相对。旋转腰、胯、尾闾。手臂在体前逆时针旋转，手臂绕大环，尾闾绕小环。

第二式：左式动作运转若干次后，重心落在左腿上，右腿前迈，右手前伸，左手置右肘内侧，按顺时针方向旋转腰、胯、尾闾。带动手臂在体前旋转。

（3）熊戏 自然直立，两脚开立，宽与肩齐。双臂下垂，呼吸调匀，全身放松，意守中宫。

第一式：左脚向左前方迈半步，以腰为轴，体略左转，左肩向后外方舒展，臂肘微屈。随即屈右膝，随上体转动，右肩向前下方摇晃，手臂下垂。重心落在右腿。身体向右转，重心移至左腿，右脚收于左脚内侧。

第二式：随呼气，右脚向前方迈半步，以腰为轴，体略右转，右肩向后外方舒展，臂肘微屈。随即屈左膝，随上体转动，左肩向前下方摇晃，手臂下垂。重心落在左腿。身体稍左移，重心移至右腿，左脚收于右脚内侧。

（4）猿戏 自然直立，全身放松，口微闭，舌抵上腭，呼吸调匀，意守中宫。

第一式：两腿缓屈，重心落在右脚，左脚前迈。左手前举，如探物状，与口齐高时，手由掌变爪，手腕下垂。重心落在左脚。右脚前迈，重心落在右脚，左脚跟抬起，脚掌虚点地。右手前举，如探物状，与口齐高时，手由掌变爪，手腕下垂。左手收回左肋下。

第二式：身体后坐，重心落在左腿，左脚稍后退，踏实，右脚跟随，脚尖点地。同时，左手前举，如探物状，与口齐高时，手由掌变爪，手腕下垂。右手收回右肋下。

（5）鸟戏 两脚相并，自然直立，宁神凝视，意守气海。

第一式：左脚前迈一步，右脚随即跟进半步，右脚尖点地，重心落在左脚，深吸气，两臂左右侧举。右脚向前半步，并左脚，深呼气，两臂下落，屈膝下蹲，深吸气，两臂膝下相抱。

第二式：右脚前迈一步，左脚随即跟进半步，左脚尖点地，重心落在右脚，深吸气，两臂左右侧举。左脚向前半步，并右脚，深呼气，两臂下落，屈膝下蹲，深吸气，两臂膝下相抱。

练习五禽戏时，首先要全身放松，动作自然，情绪恬然愉悦。同时呼吸调匀，气息舒缓。而且要注意排除杂念，专注精神，集中意念。练习时要选择空气新鲜、树木较多、安静清洁的场地。

按：五禽戏既有强身健体的养生之功，也有预防疾病或促进疾病康复的作用，适用于高血压、冠心病、神经衰弱、哮喘、肺气肿、消化不良等慢性病症。

（1）五禽戏以"动摇则谷气得消，血脉流通，病不得生，譬犹户枢，终不朽是也"为练功指导思想，倡导"流水不腐，户枢不蠹"的运动养生理念。通过模仿动物的形态气韵来运动身体，使血脉流通，关节灵活，气爽而神清。

（2）五禽戏每一术式的机制各具特点，外形动作是模仿虎的威武、鹿的舒展、熊的沉稳、猿的灵巧和鸟的轻盈。

（3）五禽戏各具功效，如虎戏可疏通三焦气机；鹿戏既可强筋健骨、强腰补肾，也可疏通督脉经气，振奋全身阳气；熊戏可调畅中焦，改善脾胃运化；猿戏可促进脑部的血液循环，调节神经系统；鸟戏可提高心肺功能，改善人体的平衡功能。

（4）五禽戏既活动肢体关节又调整气血运行，练习可因人而异，兼以"气息吐纳"，要做到外导而内引，形动而意充，以意领气，气贯周身，以气养神，气血通畅，从而增强体质。

练习要点：

（1）练习五禽戏要根据动作的名称含义，做出与之相适应的动作造型，并尽量使动作到位，合乎规范，努力做到"演虎像虎""学熊像熊"。尤其要注意动作的起落、高低、轻重、缓急，做到动作灵活柔和、连贯流畅。

（2）练习时要注意呼吸和动作的协调配合，练功过程中，尽量使呼吸匀长缓慢，避免呼吸急促，遵循起吸落呼、开吸合呼、先吸后呼、蓄吸发呼的原则。

（3）练习五禽戏时，要注意揣摩虎、鹿、熊、猿、鸟的习性和神态。通过以理作意，即意想"五禽"之神态，进入"五禽"的意境之中。

2. 八段锦

第一段：两手托天理三焦

直立，两臂自然下垂，手掌向内，两眼平视前方，舌尖轻抵硬腭，自然呼吸，周身关节放松，足趾抓地，意守丹田，以求精神集中片刻，两臂微曲，两手从体侧移至身前，十指交叉互握，掌心向上。

①两臂徐徐上举，至前头时，翻掌向上，肘关节伸直，头往后仰，两眼看手背，两脚伸直，同时脚跟上提，挺胸吸气。

②两臂放下，至头前时，掌心由前翻转向下，脚跟下落，臂肘放松，同时呼气。

第二段：左右开弓似射雕

左脚向左侧跨一步，两腿屈膝成马步，上体直，同时两臂平屈于两肩前，左手食指略伸直，左手拇指外展微伸直，右手食指和中指弯曲，余指紧握。

①左手向左侧平伸，同时右手向右侧猛拉，肘屈与肩平，眼看左手食指，同时扩胸吸气，模仿拉弓射箭姿势。

②两手收屈于胸前，呈复原姿势，但左右手指伸展相反，同时呼气。

③右手向右侧平伸，同时左手向左侧猛拉，肘屈与肩平，眼看右手食指，同时扩胸吸气。

第三段：调理脾胃须单举

立直，两臂自然垂伸于体侧，脚尖向前，眼平视前方。

①右手翻掌上举，五指伸直并拢，掌心向上，指尖向左，同时左手下按，掌心向下，指尖向前，拇指开展，头向后仰，眼看右指尖，同时吸气。

②复原呼气。

③左手翻掌上举，五指伸直并拢，掌心向上，指尖向右，同时右手下

按，掌心向下，指尖向前，拇指开展，头向后仰，眼看左指尖，同时吸气。

④复原再呼气。

第四段：五劳七伤往后瞧

直立，两臂自然伸直下垂，手掌向腿旁贴紧，挺胸收腹。

①双臂后伸于臀部，手掌向后，躯干不动，头慢慢向左旋转，眼向左后方看，同时深吸气稍停片刻，头旋转原位，眼平视前方，并呼气。

②头再慢慢向右旋转，眼向右后方看，并吸气稍停片刻，再旋转原位，眼平视前方，并呼气。

第五段：攒拳怒目增气力

两腿分开屈膝成马步，两侧屈肘握拳，拳心向上，两脚尖向前或外旋，怒视前方。

①右拳向前猛冲击，拳与肩平，拳心向下，两眼睁大，向前虎视。

②右拳收回至腰旁，同时左拳向前猛冲，拳与肩平，拳心向下，两眼睁大，向前虎视。

③左拳收回至腰旁，随即右拳向右侧冲击，拳与肩平，拳心向下，两眼睁大，向右虎视。

④右拳收回至腰旁，随即左拳向左侧冲击，拳与肩平，拳心向下，两眼睁大，向左虎视。

第六段：两手攀足固肾腰

两腿直立，两手自然置于体侧成立正势。

①两臂高举，掌心相对，上体背伸，头向后仰。

②上体向前尽量弯曲，两膝保持正直，同时两臂下垂，两手指尖尽量向下，头略抬高。

第七段：摇头摆尾去心火

两腿分开，屈膝下蹲成马步，两手按在膝上，虎口向内。

①上体及头前俯深屈，随即在左前方尽量做弧形环转，头尽量向左后旋转，同时臀部则相应右摆，左膝伸直，右膝屈曲。

②复原成预备姿势。

③上体及头前俯深屈，随即在右前方尽量做弧形环转，头尽量向右后旋转，同时臀部则相应左摆，右膝伸直，左膝屈曲。

④复原成预备姿势。

第八段：背后七颠百病消

立正，两手置于臀后，掌心向后，挺胸，两膝伸直。

①脚跟尽量上提，头向上顶，同时吸气。

②脚跟放下着地且有弹跳感，同时呼气。

按：八段锦能保健防病，益寿延年，是民间广泛流传的导引养生术。有刚、柔两种动作。柔法，简而易学，年老者最宜；刚法，繁而较难，年壮者宜之。八段锦有立式、卧式两种，本书所选即为立式八段锦的基本术式。

（1）八段锦依据中医藏象及经络理论，既与脏腑相连又动静结合，按照脏腑经络的生理特点来安排导引动作。每一段都有重点，同时注重每段间功能效应呼应协调，从而全面调整脏腑功能及人体的整体生命活动状态。

（2）八段锦通过动作导引，注重以意识对形体的调控，将意识贯注到形体动作之中，使神与形相合；由于意识的调控和形体的导引，促使真气在体内的运行，达到神注形中，气随形动的境界。

（3）八段锦每式动作，表现出对称和谐的特点，形体动作在意识的导引下，轻灵活泼，节节相贯，舒适自然，体现出内实精神，外示安逸，虚实相生、刚柔相济的神韵。

练习要点：

（1）八段锦的锻炼，一方面要求精神形体放松，心平方能气和，形松意充则气畅达；另一方面，要求形体、呼吸、意念要自然协调。

（2）八段锦动作安排和谐有序，对动作的线路、姿势、虚实、松紧等分辨清楚，做到姿势端正，方法准确。经过一段时间的习练力求动作准确熟练、连贯，动作的虚实变化和姿势的转换衔接，无停顿断续，如行云流水，连绵不断。

（3）八段锦的习练要循序渐进，从招式熟练，动作准确，逐步做到动作、呼吸、意念的有机结合，使形气相合，意息相随，达到形气神三位一体的境界。

3. 易筋经

第一式：韦驮献杵第一势

①两臂屈肘，平举至胸前，屈腕立掌，指头向上，掌心相对，两掌相距2～3寸，手形如拱。

②吸气时，用暗劲使掌根内挤，指向外翘（用暗劲是指身体姿势不变，只是两臂肌肉用力紧张起来）；呼气时，小臂放松，手形如拱。此动作可结合呼吸酌情做8～10次，或20次不等。

第二式：韦驮献杵第二势

①两脚开立，与肩同宽，两手自胸前徐徐外展，至两侧平举。立掌，掌心向外。

②吸气，胸部扩张，臂向后挺；呼气，指尖内翘，掌向外动作，可反复进行8～20次不等。

第三式：韦驮献杵第三势

①两脚开立，足尖着地，足跟提起；双手上举，高过头顶，掌心向上，两臂挺直，全身伸展，仰头目观掌背。

②吸气，两手用暗劲尽力上托，同时，两腿用力下蹬，呼气，全身放松，两掌向前下翻。可反复进行8～20次不等。

第四式：摘星换斗势

①右手高举伸直，掌心向下，头微右斜，两目仰视右手心；左臂屈肘，自然置于背后。

②吸气时，头往上顶，双肩后挺，呼气时，全身放松。连续做5～10次后，两手交换。即左手高举，右手背后，眼看左手心，再连续做5～10次。

第五式：倒拽九牛尾势

①两脚开立，两臂前平举，立掌，掌心向前，两眼平视前方。

②吸气，两掌用暗劲用力前推，手指向后翘；呼气，臂、掌放松。此动作可连续做8～20次。

第六式：出爪亮翅势

①右脚前跨一步，屈膝成右弓步。右手握拳，举至前上方；左手握拳，左臂屈肘，斜垂于身后。

②吸气，两拳紧握内收，右拳收至右肩，左拳垂至背后；呼气，两臂两拳放松，复原为①的姿势。此动作连续做5~10次后，身体后转，成左弓步，左右手易位，左拳高举，右拳后垂。随呼吸再做5~10次。

第七式：九鬼拔马刀势

①左手屈肘背于身后，小臂沿后背尽量上举，手背贴胸椎，指尖向上；右手由肩上屈肘后伸，拉住左手手指；足趾抓地，身体前倾，如拔刀一样。

②吸气时，双手用力拉紧，呼气时放松。此动作连续做5~10次后，左右手交换位置，左手在上，右手在下。同样做5~10次。

第八式：三盘落地势

①左脚向左横跨一步，屈膝下蹲成马步。上体挺直，两手屈肘翻掌向上，小臂平举，如托重物状；稍停片刻，两手翻掌向下，小臂伸直、放松，如放下重物状。此动作随呼吸进行，托物时，尽量吸气，放物时，尽量呼气。可反复做5~10次。

②两腿慢慢伸直，左脚收回，两足并拢，呈直立状。

第九式：青龙探爪势

①左手握拳，置于腰间，右手向左前方冲出，五指捏成勾手，上体左转。

②腰部自左至右转动，右手亦随之自左至右水平划圆，手划至前方时，上体前倾，同时呼气；划至身体左侧时，上体伸直，同时吸气。此动作连续做5~10次后，左右手交换，动作方向相反。

第十式：卧虎扑食势

①右脚向前跨一大步，屈右膝下蹲成右弓步，上体前倾，双手撑地，头微抬起，眼看前下方。

②吸气，同时两臂伸直，上体抬高；然后呼气，同时屈肘，胸部下落。随呼吸，两臂屈伸，上体起伏，前探后收，如猛虎扑食。以右弓步活动5~

10 次后，换左弓步，动作同前。

第十一式：打躬势

①两腿开立，与肩同宽，两手用力合抱头后部，手指敲小脑后部片刻。

②配合呼吸做屈体动作；吸气时，身体挺起，呼气时，俯身弯腰，头探于膝间作打躬状，勿使脚跟离地。以模仿捡粮动作。此动作可据体力强弱做 8～20 次不等。

第十二式：掉尾势

①两腿开立，上体前屈，双臂下垂伸直，手心向上，用力下推，手背触地面时，昂头注目。呼气时，屈体下弯，脚跟稍稍提起；吸气时，上身立起，脚跟又着地。如此反复做 20 次。

②直立，两臂左右侧举，屈伸 7 次。

按：易筋经十二势是中国古代著名导引功法之一。大约起源于明清时期，托名菩提达摩所创。易筋经十二势的特点是导引术与武术练功相结合，动作刚劲有力，气盈力健，骨劲膜坚，坚而能勇，勇而能坚，适合于中老年强壮之人习练。

（1）易筋经注重伸筋拔骨而舒展连绵，强调呼吸自然而动息相融，以形导气而意随形走。从练形入手，以神为主宰，形气并练，通过形体动作的牵引伸展、抻筋拔骨来锻炼筋骨、筋膜，并配合呼吸意念，以畅通气机，进而调节脏腑功能。

（2）易筋经格调古朴，其动作刚柔相济而偏重于刚，有些动作以力量和速度锻炼见长，脊柱的旋转屈伸较多。同时强调意识专注，以抻、拉、收、伸等意念调节、维持肌肉和筋骨的张力，力求达到"动随意行，意随气行"，动作一气呵成，从而通畅经络气血，调和五脏六腑。

（3）易筋经的动作，舒展大方，肢体之间对称协调，彼此相随，密切配合，呈现出动作舒展连贯、柔畅协调的神韵。

练习要点：

（1）易筋经的习练，强调精神放松，意识平和。以动作变化引导气机运行，做到神注桩中，意气相随。运用意念时，不刻意意守某一部位，而是要求将意识贯注到动作之中，并注意用意要轻，似有似无，切忌刻意、执着。

（2）易筋经习练时，要注意把握动作和呼吸始终保持柔和协调，不刻意执着于呼吸的深、绵、细、长，自然呼吸，不喘不滞，强调动作呼吸一体，动息相融，以利于身心放松、心气平和。

（3）易筋经的习练要注意动作的刚柔协调、虚实配合。用力过刚，则易出现拙力、僵力，导致气血运行不畅；动作过柔，绵软无力，则易松懈、空乏，无法引动气机、抻筋拔骨，难以达到锻炼效果。

提示说明

1. 老年人运动的时间、强度要适宜，切莫过度。
2. 老年人运动要充分注意年龄、体质及气候、环境等因素。
3. 老年人参加运动期间要监测血压、心率，调整运动量。

第七章

药 膳 调 摄

药膳是根据强身、抗衰老及治疗的需要，在中医理论指导下，将中药与某些具有药用价值的食物相配伍，并采用我国独特的饮食烹饪技术和现代科学方法，制成的具有一定色、香、味、形的食品。食疗食养药膳是中医健康养老的重要手段之一。

一、药膳调摄的原则

1. 辨证论治

施用药膳必须在"准确辨证"的基础上，根据不同的体质、病证分别给予处方。例如对胃脘痛的患者，证属脾胃虚寒型的应予以胡椒、羊肉等温胃散寒食物，证属饮食积滞型的应予以萝卜、麦芽等消食化积食物，证属肝气郁滞型的可多吃些玫瑰花、土豆、刀豆、佛手瓜等疏肝理气食物。

2. 三因制宜

药膳施用还要因时因地因人而异。春季阳气升发，万物生机勃勃，为了顺应这种变化，药膳原料用一些辛散之品，如葱、姜、蒜、香菜、豆豉等，以振奋身体的阳气；夏季天气炎热，宜食苦寒清热之品，如苦瓜、绿茶、绿豆等；三伏天暑湿较重，宜食健脾化湿之物，如冬瓜、薏苡仁、白菜等；秋季气候干燥，宜食甘润之品，如百合、枇杷、蜂蜜；冬季气候寒冷，又逢身体休养生息之时，宜予温补之品，如牛羊肉等。地域不同，饮食也会有所差别。如四川、贵州等地处西南山区，气候潮湿，可吃一些辛辣之品，如辣椒、花椒等以燥湿。而北方气候干燥，则不宜食辛辣之物。此外，人的体质禀赋、饮食习惯不同，配制药膳时也要加以注意。

3. 平衡阴阳

饮食治疗应以调整阴阳平衡为基本指导思想。《素问·骨空论》说："调其阴阳，不足则补，有余则泻。"补即补虚，益气、养血、滋阴、助阳、填精、补髓、生津诸方面皆属于补虚；泻即泻实，解表、祛寒、清热、燥湿、利水、泻下、祛风、行气等方面则属于泻实。无论是补益还是泻实，目的皆为调整机体内的阴阳平衡，以维持或达到"阴平阳秘"的正常生理状态，从而保证身体健康。另外，在食物搭配和饮食调剂制备上，中医也十分注重调和阴阳，使膳食无偏寒、偏热之弊病。

4. 调理脏腑

对脏腑功能的调治，就是消除病理状态，恢复人体的生理功能。这种调治，可能是对某一脏的或补或泻，也可能是对多个相关脏腑的调理，药膳也同样按照中医辨证论治理论，调治脏腑以恢复正常生理功能。药膳中以脏补脏的方法，如肝病夜盲用羊肝、鸡肝等治疗，肾虚腰痛用杜仲炒腰花，心脏病用猪心蒸朱砂等，是临床调治脏腑功能的常见方法。

二、药膳调摄的内容方法

（一）常用食物

五谷类：玉米、黑豆、小米、芝麻、豌豆、黄豆、赤豆、扁豆、大米、小麦、糙米、高粱、粟米、荞麦、薏苡仁等。

瓜果类：荸荠、苹果、香蕉、榴梿、西瓜、黄瓜、桃子、梨、桂圆、橙子、山楂、梅、银杏、葡萄、大枣、核桃、栗子、杏仁、花生、莲子、龙眼肉、葡萄干、桑椹等。

蔬菜类：苦瓜、南瓜、冬瓜、韭菜、芹菜、大白菜、苋菜、黑木耳、香菜、豆角、西红柿、茄子、萝卜、土豆、南瓜、蚕豆、菠菜、菱角、马铃薯、甘薯、青芋、紫菜、海带、胡萝卜、山芋、榧实、冬桑叶、银耳、包心菜、花菜、绿菜花、圆白菜、辣椒、蘑菇、百合，等。

油料类：黄油、葵花油、玉米油、茶油、豆油、棉籽油、芝麻油、米糠油、花生油等。

佐料类：葱、姜、蒜、胡椒、花椒、豆豉、豆瓣酱、麻酱、蜂蜜，等。

水产类：泥鳅、黄鳝、甲鱼、鲤鱼、草鱼、鳜鱼、鲈鱼、鲫鱼、虾、竹荚鱼、梭鱼、鳗鲡鱼、蚌、蛤、木松鱼、蝶鱼、比目鱼、鳃目鱼、白鱼、大头鱼、刀鱼、金枪鱼等。

肉蛋类：牛肉、羊肉、猪肉、狗肉、鸡肉、鸭肉、鹅肉、鸽子、牛肝、羊肝、猪肝、鸡肝、獭肝、猪血、羊血、猪肚、猪心、猪肾、猪肘、鸭蛋、鸡蛋、鹌鹑蛋等。

（二）常用食疗药膳方

📝 鲜藕汁

组成：鲜藕不拘量，去节。

制作：把藕选好，切去藕节之后，即入石臼捣烂如泥，用葛布绞汁去渣，把藕汁累积起来，至少积成一茶杯，随意当饮料喝，喜欢甜食的人，可以酌加少量蜂蜜。

功效：凉血降压，开胃健脾。

适应证：适用于一般高血压的人，亦宜健康人食用。

📝 西红柿炒山药

组成：西红柿、山药各适量。

制作：将山药去皮洗净切片，西红柿切块；锅内倒入适量植物油，油热后放入葱花爆锅，将切好的西红柿倒入锅内煸炒，炒至西红柿成浆状，加入切好的山药片煸炒片刻，加入适量的水，盖上锅盖稍煮片刻，开锅后入盐、味精调味即可。

功效：补脾养胃，润肺生津。

适应证：适用于糖尿病患者的日常饮食。

📝 凉拌菠菜

组成：新鲜菠菜 200g。

制作：将菠菜洗净放在沸水中烫 4 分钟左右捞出，放凉后用少许盐、芝麻油调拌食用，每天一次即可。

功效：养血止血，敛阴润燥。

适应证：适用于糖尿病患者大便干结者。

📝 银耳菠菜汤

组成：鲜菠菜根 150～200g，银耳 20g。

制作：同煮至银耳熟烂，饮汤食银耳。

功效：滋阴通便。

适应证：适用于糖尿病患者大便干结者。

📝 海蜇拌香芹

组成：海蜇皮 100g，芹菜 50g，盐、麻油、醋适量。

制作：将海蜇皮切丝，芹菜洗净，水焯后切丝。将海蜇皮、芹菜放盘中，加入酱汁及麻油、醋、少量盐拌匀即食。

功效：滋阴，平肝，清热。

适应证：用于糖尿病气郁化热证。

📝 芹菜炒香菇

组成：芹菜 250g，香菇 50g。

制作：同炒，加调料适量即可。

功效：平肝清热，益气和血。

适应证：适用于脂肪肝兼有高血压者。

📝 山药粥

组成：怀山药 30g，小米 50g。

制作：煮粥服用。

功效：益气补虚。

适应证：适用于热病瘥后虚羸少气等病证。

📝 山药红枣白米粥

组成：山药 25g，大枣 10 个，大米适量。

制作：煮粥食之，常常服用。

功效：补脾胃，益肺肾。

适应证：可治脾胃虚弱的食少便溏、倦怠、乏力、消化不良，以及心神不安等。

📝 山药莲子粥

组成：山药、莲子各 15g，粳米或糯米 30g。

制作：加水适量煮粥，每日可服用 2 次。

功效：健脾止泻。

适应证：脾虚腹泻。

宜忌：腹泻病人忌食油腻厚味，平时可多食大米粥、面片、蛋羹、菜泥及瘦肉、软饭。

📝 红薯粥

组成：新鲜红薯 250g，粳米 150g，白糖适量。

制作：将红薯洗净，去皮切成块，放入锅中，加入淘洗净的粳米及清水适量煮稀粥，加白糖调味即可。

功效：健脾养胃，益气涩精。

适应证：适用于夜盲症、大便带血、便秘、遗精淋浊、湿热黄疸等。

📝 花菜木耳汤

组成：绿花菜 250g，白木耳 50g。

制作：绿花菜，掰小块洗净，白木耳先泡，菊花少量，冰糖少许，文火煲约半小时，拣出菊花，放凉后即可食用。

功效：滋阴解毒。

适应证：用于热毒伤阴引起的胃热、口苦、咽干舌燥、不思饮食、头痛目赤或放疗引起的气阴两虚等症。

📝 鲜藕荸荠汤

组成：鲜藕约 200g，荸荠 200g，糖适量。

制作：鲜藕、荸荠，洗净刮皮切片，同煮，文火煨熟后少量加糖，吃菜喝汤。

功效：凉血止血。

适应证：用于因血热妄行引起的呕血、咯血、便血等出血表现者。

醋泡藕片

组成：鲜藕 200g，白醋及蜂蜜各 50g。

制作：鲜藕去皮切片，开水焯过放凉开水迅速冷却。白醋及蜂蜜加水适量，浸泡藕片置冰箱冷藏室内 2 天即可吃藕。

功效：生津开胃。

适应证：用于因脾胃热盛引起的食欲不振、口舌生疮、胃脘灼热、口臭苔厚等症，头颈部放疗引起的口干舌燥也很适宜。

油菜炒香菇

组成：油菜 100g，水发香菇 50g，瘦肉末 25g。

制作：油菜洗净切段，水发香菇，洗净去根切开，植物油烧六成熟，放入葱、姜末炸锅，瘦肉末煸炒。加入油菜及香菇炒熟，放入盐、味精、调料等，加少量香油，即可出锅装盘。

功效：宽肠通便。

适应证：可用于胃肠有热引起的便秘或老人习惯性便秘。

油菜拌海带

组成：鲜嫩油菜 200g，水发海带 100g。

制作：鲜嫩油菜洗净，开水焯熟切段，水发海带，切丝，开水略煮至熟，二者用芝麻酱、味精、盐、蒜泥凉拌即可。

功效：消肿散结。

适应证：适于气血瘀阻引起的疮疖肿痛、无名肿毒、乳腺增生。

竹笋鲜藕汤

组成：鲜藕 200g，竹笋 100g，嫩油菜 200g，瘦肉 150g。

制作：鲜藕切片，竹笋切丝，瘦肉切片，煲汤，快熟时，嫩油菜切段加入稍煮，盐、味精调味即可。

功效：凉血解毒。

适应证：用于因血热毒火引起的口舌生疮、出血发斑、发热烦渴等症。

西红柿鸡蛋汤

组成：西红柿 300g，鸡蛋 2 枚。

制作：鸡蛋去壳搅匀，西红柿洗净后切块。先将西红柿倒入热油锅中煸炒至五成熟，加入适量水，待水煮沸后慢慢倒入鸡蛋糊，煮沸即成。加盐、味精调味，佐餐食用。

功效：健脾开胃，润泽肌肤。

适应证：适于体质虚弱、食欲不振、口干渴饮者。肿瘤术后或放、化疗后。

海带萝卜汤

组成：海带 50g，白萝卜 200g。

制作：切成块状，沸水煮熟，加少量鸡精、食盐、香油调味即可。

功效：理气化痰止咳。

适应证：咳痰、胸闷腹胀、大便不畅或便秘的患者尤宜。

荸荠百合羹

组成：荸荠 30g，百合 3g，梨 1 个，冰糖 5g。

制作：将荸荠洗净去皮捣烂，梨洗净连皮切碎去核，百合洗净，三者混合加水煎煮至熟烂汤稠。每日 1 次，温热服用。

功效：清热生津。

适应证：糖尿病肺胃实热证。

醋拌黄瓜

组成：鲜嫩黄瓜两条。

制作：鲜嫩黄瓜两条，洗净去皮切寸段，开水焯过，放冷后以老陈醋浸泡，置冰箱冷藏室 3 日。吃时酌加冰糖。

功效：清热明目。

适应证：适用于因肝经热盛引起的血压升高、头痛目赤、眩晕口苦等症。

百合龙眼粥

组成：百合 25g，龙眼肉 15g，粳米 100g，蜂蜜 30g。

制作：百合、龙眼、粳米加适量水煮沸后，改用小火煮 20 分钟，煮至汤似粥状时，再加入蜂蜜即可。

功效：养心安神。

适应证：心力衰竭患者可以常服。

黄瓜粳米粥

组成：粳米 60g，黄瓜 100g。

制作：粳米洗净文火炖烂熟，黄瓜洗净切丁，加入粥内，稍煮即可，放凉调入少量冰糖，经常饮用。

功效：消暑润肤。

适应证：用于夏季暑热烦渴、皮肤干燥、食欲不振、尿少尿黄等症。

花生粥

组成：落花生 50g，粳米 80g，冰糖适量。

制作：先将花生洗净捣烂，入粳米同煮成粥，再入冰糖同煮。不宜吃糖的患者，可不用冰糖。

功效：健脾润肺，养血润肠。

适应证：用于血虚、脾虚、肺燥津枯的患者。

宜忌：凡血虚便秘者最宜，脾虚腹泻者禁用。

冬瓜粥

组成：冬瓜 60g，大米 30g。

制作：先将冬瓜去瓤连皮洗净，切成小块状，大米淘洗干净，同放入锅中加水 1000ml，先武火煮沸，后文火慢煮，至瓜烂米熟粥稠即可。

功效：生津止渴，清热利尿。

适应证：糖尿病患者消渴。

大枣粥

组成：去核大枣 50g，粟米 100g。

制作：煮粥服用。

功效：健脾益气。

适应证：适用于热病瘥后虚羸少气等病症。

🖉 薏苡仁菱角粥

组成：薏苡仁 20g，菱角 20g，粳米 30g。

制作：先将薏苡仁煮烂，后入菱角、粳米共煮，每日早晚各食用 1 次。

功效：保健抗癌。

适应证：预防各种癌症。

🖉 百合薏苡仁大枣粥

组成：薏苡仁 20g，粳米 30g，百合与大枣各 20g。

制作：先将薏苡仁煮烂，后入粳米、百合、大枣共煮，煮熟烂，不放盐，可放葱白一小段（约 10g）。

功效：利水消肿。

适应证：对肾病有利水消肿作用。

🖉 百合粥

组成：百合 20g，粳米 100g，冰糖少许。

制作：鲜百合（或干百合）洗净、去皮，或是将干百合磨成粉，备用；粳米淘洗干净，入锅内，加清水 6 杯，先置大火上煮沸，再用小火煮至粥将成；加入鲜百合或干百合粉，继续煮至粥成，再加入糖调匀，待糖溶化即可。

功效：养阴润肺，宁心安神。

适应证：常用于肺阴不足、肺热肺燥所致咳嗽少痰、气喘乏力、食欲不振、虚热烦躁者。

🖉 大枣莲子粥

组成：大枣 10 枚，百合 20g，山药 30g，莲子 15g，大米 100g。

制作：将大枣、百合干泡开洗净；山药洗净切片；莲子泡开去芯；大米淘净。将上述原料放入已煮开水的锅内，小火煮成粥。

功效：补脾养胃，养心安神。

适应证：适用于脾胃虚弱，饮食不佳，心悸失眠者。

大枣山药粥

组成：大枣、山药、粳米适量。

制作：大枣去核，与山药、粳米同煮成粥，加适量红糖（可不放）调味即可。

功效：滋补肝肾，降血压，降血脂。

适应证：适用于肝肾不足，腰膝酸软、高血压、高血脂患者。

菱角丝瓜汤

组成：嫩菱角 25 个，丝瓜 300g。

制作：将菱角去壳，丝瓜去皮洗净切片。油锅烧七分热，丝瓜倒入，大火爆炒至呈翠绿色，盛入盘中；锅中加入清水 1500ml，煮沸。将丝瓜、菱角、盐一并倒入，大火煮 10 分钟，加味精，用淀粉勾芡即成。佐餐食用。

功效：滋阴润燥，生津止咳。

适应证：适用于恶性淋巴瘤淋巴结肿大，咽干烦躁，皮肤瘙痒者食用。

荷叶冬瓜汤

组成：鲜荷叶 1 张，鲜冬瓜 500g，油、盐适量。

制作：将荷叶洗净、剪碎；冬瓜连皮、切块，然后同放入煲内，加清水适量煲汤，熟后去荷叶，加油、盐调味（也可以适当加入香菜、葱花、生姜等调味品，增进食欲），喝汤食冬瓜。

功效：清热解暑，利尿除湿，生津止渴。

适应证：治疗暑天口渴心烦，肺热咳嗽，痰黄稠，小便短赤，口疮等症。

百合羹

组成：百合 30g，蜂蜜适量。

制作：将百合用冷水浸泡 15 分钟左右，择去杂质，洗净，放入小锅内，加适量冷水，用文火煮烂，放入蜂蜜搅匀，即可食用。每日 1 次。

功效：养阴润肺。

适应证：久咳、萎缩性胃炎、痛风者。

红枣大豆汤

组成：红枣、大豆、冰糖各 60g。

制作：加水先煮大豆，后下红枣、冰糖。

功效：补中益气，健脾和胃。

适应证：用于慢性肝炎。

西瓜皮汤

组成：西瓜皮 200g。

制作：切碎，加水煎煮。

功效：解毒利尿消肿。

适应证：适用于慢性肝炎、肝硬化腹水患者。

玉米冬瓜粥

组成：玉米 50g，冬瓜 200g，大米适量。

制作：冬瓜洗干净，切厚块，与玉米一同熬粥食用。

功效：利尿降压。

适应证：高血压病患者日常食用。

小米绿豆白萝卜粥

组成：小米 50g，绿豆 20g，白萝卜 50g。

制作：先将绿豆浸泡 2 小时左右，再与小米同煮，水开后加入白萝卜，煮至粥稠、萝卜软烂即可。

功效：补益脾胃，利气消胀，化痰止渴。

适应证：适用于糖尿病脾胃虚弱、消化不良者。

解毒养胃粥

组成：糯米 100g，松花蛋两个，盐及味精适量，黄瓜两条。

制作：糯米凉水浸泡后煮粥，松花蛋切丁，加入盐适量同糯米先煮 20 分钟。将黄瓜切丁加入，文火煮开约 5 分钟后，调味即可。

功效：清胃泻火，养阴生津。

适应证：头、颈、胸部放射治疗引起的口干舌燥、胃热胸闷、舌咽疮疡、下咽疼痛、味觉失常、食欲减退等。

薏苡仁粥

组成：薏苡仁 30g，糯米 30g。

制作：薏苡仁先泡 2 小时，将糯米淘洗后，与薏苡仁煮粥食用。

功效：补肾固精，健脾补肾。

适应证：用于慢性肝炎、肝硬化者。

蚕豆花生粥

组成：蚕豆 100g，花生仁 50g。

制作：煮粥食用，每日 1 次。

功效：健脾益气，利水消肿。

适应证：适用于慢性肾炎。

赤小豆粥

组成：赤小豆 200g，粳米 100g。

制作：煮粥食用。

功效：清热解毒，利水消肿。

适应证：适用于心脏病和肾病、水肿者。

小豆冬瓜粥

组成：赤小豆、冬瓜、大米各适量。

制作：煮粥食用。

功效：补肺止咳，消暑解渴，健脾助运。

适应证：适用于肺虚久咳、夏季暑热及脾运失健者。

绿豆粥

组成：绿豆 60g，粳米 60g。

制作：煮粥食用。

功效：清热润肠，止烦渴，防中暑。

适应证：适用于津亏肠燥，大便干结如羊屎、小便短赤，面红身热，口干，心烦，舌红苔黄，脉滑实者，以及预防中暑、高热口渴等。

宜忌：脾胃虚寒泄泻者忌服。

葱姜糯米粥

组成：糯米 100g，葱 10g，生姜 10g。

制作：先将糯米煮成粥，加入姜、葱白，煮 5 分钟，再加醋，立即起锅。

功效：祛风散寒解表。

适应证：用于风寒感冒。

📝 腊八粥

组成：小米 200g，大枣 10g，红小豆 40g。

制作：先将红小豆洗净，放入水中煮开；然后再放入小米、大枣一同煮熟；煮好之后可稍加点冰糖调味。

功效：补气养血。

适应证：气血虚弱之人。

📝 绿豆藕粥

组成：绿豆 20g，粳米 100g，藕 20g。

制作：先煮绿豆，待绿豆开花时，将粳米 100g 加入，煮至半熟后将切成薄片的藕放入，文火稍煮至熟，冷却后即可食用。

功效：清暑热，增津液。

适应证：适用于夏季消暑。

📝 玉米面红薯粥

组成：玉米面 100g，红薯 50g。

制作：将玉米面先用凉水调成糊状，待水烧开后放入，然后将切成碎块的红薯一并放入，轻轻搅动以防止玉米面粘在锅底。熬粥时要用文火，中间可点几次冷水，玉米面红薯粥以不稀不稠为好。

功效：降血脂、血糖，延年益寿。

适应证：立秋后早晨喝碗粥，既可防秋凉，又能润秋燥。

📝 绿豆南瓜汤

组成：绿豆、老南瓜各适量，食盐。

制作：将绿豆洗净，加水约 500ml，待绿豆半熟时加入南瓜片，煮至豆烂瓜熟，加盐适量调味，冷食为宜。

功效：生津益气，消暑解渴。

适应证：可作夏季消暑饮食。

📝 猪皮黑豆汤

组成：猪皮 300g，黑豆 50g，猪瘦肉 150g。

制作：将猪皮、猪瘦肉、黑豆洗净，加水适量同煎煮至烂熟，加盐调味，饮汤食肉。

功效：养阴生津，消肿止痛。

适应证：适于皮肤癌之灼热肿痛、溃烂渗液者。

📝 甲鱼薏苡仁粥

组成：甲鱼一条，薏苡仁、大米适量。

制作：甲鱼治净，去肠杂，加薏苡仁适量煮粥。每周吃 2～3 次。

功效：健脾柔肝，滋阴潜阳。

适应证：适用于高血压患者的辅助治疗。

📝 冬瓜煨草鱼

组成：冬瓜 500g，草鱼 250g，姜、葱、盐、菜油、味精、料酒、醋各适量。

制作：鱼去鳞、肠杂，洗净剁好，冬瓜洗净去皮切长块。鱼下油锅煎至金黄色，放砂锅内，加冬瓜、姜、葱、盐、料酒、醋、水，文火煨熟即可，食时调味即可。

功效：平肝祛风，除热。

适应证：肝阳上亢之头痛眼花、高血压等症。

📝 猪肉或羊肉炖白萝卜

组成：猪肉或羊肉 300g，白萝卜 300g。

制作：猪肉或羊肉切块，砂锅文火炖熟，白萝卜切块，橘皮少许加入炖熟，酌加盐、胡椒等，吃肉喝汤。注意不加酱油，花椒、大料、姜、桂皮等辛温发散之物少放。

功效：健脾理气。

适应证：用于中焦气滞、脾胃虚弱、运化无力，或肿瘤患者、放疗化疗所致的疲乏无力、食欲不振、停食不化、脘腹胀满等症。

三鱼汤

组成：泥鳅鱼、黄鳝鱼、塘角鱼、大蒜或葱白。

制作：以上三鱼适量，一般每种 150g 左右，配大蒜或葱白，加食盐适量制成鱼汤。

功效：补血活血，通脉通窍。

适应证：冠心病时感胸闷隐痛者。

番茄牛肉汤

组成：鲜番茄 200g，牛肉 120g，花生油 6ml，盐 2g，白糖 5g。

制作：牛肉切成小块先煮 30 分钟，再放入番茄、盐、花生油、糖同煮 30 分钟。

功效：补肝养血，健脾消食。

适应证：适用于肝脾不足，体质虚弱者。

鲤鱼赤小豆汤

组成：赤小豆 100g，鲤鱼 250g。

制作：赤小豆、鲤鱼洗净，同放瓷罐内，加水 500ml，武火隔水炖烂。

功效：补充蛋白，利尿消肿。

适应证：适用于肝硬化腹水的患者。

鸭汁粥

组成：青头鸭 1 只，粳米适量。

制作：青头鸭去毛及肠杂，洗净后，文火炖汤。取汤汁与粳米煮粥食用。

功效：滋养胃阴，利水消肿。

适应证：适用于阴虚所致的劳热骨蒸，潮热盗汗，遗精早泄，咳嗽或见咯血，咽干口渴，月经量少或闭经，各种水肿、腹水等。

人乳粥

组成：鲜人乳（亦可用牛乳）适量，粳米 100g。

制作：鲜人乳（或牛乳）同粳米煮粥，酥油调服。

功效：养血润燥。

适应证：适用于血虚便秘，证见大便干燥、努责难下，兼见头晕目眩、心悸怔忡、面色无华，唇甲色淡，脉细数者。

📝 补肾强身方

组成：猪或羊肾一对，黑木耳 100g，花菜 200g。

制作：猪或羊肾，剖开去筋膜，冷水泡半日。黑木耳凉水泡开，花菜掰小块，洗净开水焯过。猪或羊肾切丁，与黑木耳爆炒，酌加姜、蒜末及盐，炒至八分熟时加入花菜，翻炒至熟即可。

功效：补益脾肾，强壮腰膝。

适应证：适于脾肾虚弱引起的腰膝酸软、头晕耳鸣或放化疗引起的面色晦暗、乏力倦怠等。

📝 养血止血方

组成：腔骨 500g，花生米 50g，鲜藕 200g。

制作：腔骨砂锅慢火煲约 1 小时。花生米先泡半日，鲜藕去皮切块加入锅内与腔骨同炖约半小时，酌加调料即可食用。

功效：生血，止血。

适应证：用于因出血引起的气血亏虚、面色萎黄、疲乏无力或放化疗引起的血小板减少、出血、贫血。

📝 化痰止咳方

组成：排骨 500g，甜杏仁 50g，海带水发 100g，白萝卜 300g。

制作：排骨、甜杏仁砂锅文火炖熟，海带切块，白萝卜切块，慢火煨开半小时以上，酌加调料，吃菜喝汤。

功效：化痰平喘，降气止咳。

适应证：用于痰涎壅盛引起的气喘咳嗽、胸闷痰多、肺气不降。

📝 养血通便方

组成：腔骨 500g，核桃仁 50g，白萝卜 300g，百合 200g。

制作：腔骨、核桃仁砂锅文火炖熟，白萝卜切块，和百合一同加入，慢火煨半小时以上，酌加调料，吃菜喝汤。

功效：益气养血，润肠通便。

适应证：用于老年人，久病体弱者因血虚气虚、血不润肠引起的排便无力，大便燥结。

📝 桂圆红枣猪肝汤

组成：桂圆肉 15g，红枣 6 枚，猪肝 100g。

制作：红枣去核、猪肝切片，全部用料加水适量，炖 30 分钟。调味食用。

功效：补血，健脾。

主治：血虚体弱，面色无华，神疲乏力，头晕心悸。

📝 鲫鱼炖葱

组成：鲫鱼 2 条（0.5kg 左右），去肠杂洗净，葱 50g 洗净，以水适量，加醋 25ml，花生油 25ml，盐适量，糖 20g，生姜 9g。

制作：文火慢炖 4 小时，至鱼骨酥碎不扎口为度。

功效：健脾和胃，养血益气。

适应证：适用于脾胃虚弱、气血不足者。

📝 龙眼肉炖甲鱼

组成：龙眼肉 100g，甲鱼 1 只。

制作：取甲鱼 1 只，先用热水烫，使其排尿后切开洗净去肠杂，再加龙眼肉，放入炖锅内，加水适量，隔水炖熟服用。

功效：健脾开胃，补虚损劳伤。

适应证：脾虚泄泻。

📝 骨髓炖莲藕

组成：猪（牛）脊骨或腿骨（打断）约 500g，莲藕 250g。

制作：炖熟。每隔 2～3 天服一次。

功效：补骨髓，益虚劳。

适应证：可治病后气血虚弱，贫血，患者面色苍白、腰膝疲软，四肢乏力等症。

📝 经验方

组成：绿豆、海带、猪排各适量。

制作：绿豆洗净备用，海带放水里泡发洗净，排骨洗净斩成小段；排骨放到开水里煮一下去血水洗净；海带切成片；把绿豆、海带、排骨放到锅里，加水炖煮 1 小时，加入盐调好味即可。

功效：清热解毒、止渴消暑、利尿润肤。

适应证：暑热食欲减退。

📝 山药炖猪蹄汤

组成：山药 100g，猪蹄 250g。

制作：将山药洗净，去皮切块；猪蹄洗净、切块，入沸水中焯一下，捞出；将山药、猪蹄、放入砂锅中，加食盐及适量水，中火炖至猪蹄烂熟即可。

功效：延缓衰老，美容养颜。

适应证：食欲不振。

📝 猪肚莲子汤

组成：猪肚一个，莲子 100g，白胡椒 5g，食盐适量。

制作：猪肚洗净后用热水烫，去掉里面的白色内膜，切片。莲子泡发后，将莲子、猪肚放入电饭煲中，放入适量的热水。高火煲 1.5 小时。煲好后，放入食盐调味即可。

功效：健脾利湿。

适应证：适用于脾胃虚弱所致的泄泻、食少、消瘦、水肿等。

📝 健脾养胃汤

组成：羊肚或猪肚约 1000g，人参 100g 或党参 200g，山药 200g，生姜 50g，大枣 50g 及花椒、盐等调料适量。

制作：将羊肚或猪肚翻洗干净、切块，文火煲烂，加入人参或党参、山药、生姜、大枣及花椒、盐等调料，继续煲 40 分钟即可。

功效：温中补虚，散寒健胃。

适应证：脾胃虚寒，喜暖怕凉。

📝 益气养血方

组成：猪或羊腔骨 1000g，人参 50g，大枣、花生各 50g 及调料适量。

制作：猪或羊腔骨剁块，炖约 1 小时，加入人参、大枣、花生及调料，再炖 1 小时即可。分 4~5 天食用。

功效：益气养血，温中散寒。

适应证：适用于元气受损、身体羸弱，动则心悸气促、萎黄汗出，体虚胃寒或晚期肿瘤患者放化疗引起的气血双亏。

📝 益气止咳方

组成：花菜 200g，百合 100g，杏仁 50g，冬虫夏草 10g，鸡蛋 2 个。

制作：花菜、百合、杏仁、冬虫夏草煲汤，起锅前打入鸡蛋 2 个，加湿淀粉少量，烧开，酌加调料即可。

功效：补益肺肾，止咳平喘。

适应证：适用于肺气不足、肾不纳气引起的咳嗽气短、痰喘乏力、干咳少痰、腰酸腿软、消瘦乏力等症。

📝 安神益智方

组成：莲子肉 20g，益智仁 10g，百合 30g。

制作：以上诸味慢火煮烂，加白糖少许，早晚食用。

功效：养心安神。

适应证：适用于失眠、健忘、心烦、焦躁。

📝 健脾止泻方

组成：莲子 20g，薏苡仁 10g，鸡蛋 2 个。

制作：莲子、薏苡仁研粉，鸡蛋兑入。酌加开水调匀，可加糖或盐，调料自定，蒸成蛋羹。

功效：健脾止泻。

适应证：适用于脾虚久泻，或肿瘤患者放化疗引起的食少纳呆、恶心便溏。

📝 养心补肾方

组成：猪或羊心一具，肾脏一具，莲子肉 20g，枸杞子 20g。

制作：猪或羊心洗净切块，肾脏剥去外膜，凉水浸泡半日后切块，加入莲子肉、枸杞子、调料适量，炖熟，吃肉喝汤。

功效：补益心肾，强壮腰膝。

适应证：用于心肾亏虚、心慌失眠、腰膝酸软等症。

杞子南枣煲鸡蛋汤

组成：枸杞子 15g，南枣 6～8 粒，鸡蛋 2 个。

制作：枸杞子、南枣洗净，同煮至鸡蛋熟。取出鸡蛋、去壳，入锅再煮片刻后吃蛋喝汤。

功效：补血安神。

适应证：适用于肝虚所致的失眠、多梦、魂不守舍等。

首乌生发汤

组成：党参 30g，枸杞子 30g，制首乌 30g，陈皮 10g，猪肉 200g。

制作：将上药洗净，与猪肉共炖约 1 小时至肉熟，吃肉喝汤。每日 1 剂。

功效：健脾益气，滋肾养精，乌须生发。

适应证：适用于脱发、斑秃、须发早白者。

参芪山药排骨汤

组成：沙参 15g，黄芪 30g，山药 30g，陈皮 10g，制女贞子 15g，猪排骨 500g。

制作：将上药洗净，与猪排骨共炖 1 小时左右，吃肉喝汤，汤内不放盐，肉可蘸调料食用。

功效：益气健脾，增强免疫力。

适应证：适用于素体虚弱，或病后体虚，食欲不振，易感冒，或小儿营养不良者。

当归生姜羊肉汤

组成：当归 25g，羊肉 250g，生姜、精盐、黄酒少许。

制作：文火慢炖，吃肉喝汤。

功效：温中补血，调经止痛。

适应证：血虚体质，血虚不能充养机体，则出现面色无华，视物不明，四肢麻木，皮肤干燥等，可表现为面色苍白无华、口唇淡白、头晕眼花、妇女月经量少、延期，甚至闭经等症状。

📝 赤小豆枸杞子汤

组成：赤小豆 120g，枸杞子 50g。

制作：共放锅中加水适量，煮至豆烂，每日 1 剂，分 2 次吃豆喝汤。

功效：利水除湿，补肾。

适应证：用于各型肝炎。

📝 山楂灵芝生鱼汤

组成：山楂 50g，生鱼 300g，灵芝 20g，生姜 4 片，盐、味精各少许。

制作：生鱼去鳞、腮及内脏，洗净切段；灵芝、山楂、生姜分别洗净，灵芝分小块；将以上用料一起放入炖盅内，加开水适量，炖盅加盖，用文火炖 2 小时，加入盐、味精调味。随量食用。

功效：益阴养肝，健脾补气。

适应证：适用于慢性肝炎、肝硬化。

📝 佛手生姜汤

组成：佛手 10g，生姜 6g，白糖少许。

制作：佛手、生姜用水煮 15 分钟，取汁去渣，加入白糖少许，不拘时饮用。

功效：疏肝解郁，开胃醒脾。

适应证：适用于乙型肝炎善叹气、食欲不佳者。

📝 黄精炖瘦肉汤

组成：黄精 50g，瘦猪肉 150g。

制作：先将黄精用水煮沸 30 分钟，去渣取汁，加入瘦肉，再配调味，隔水炖服。

功效：补气养阴，健脾，润肺，益肾。

适应证：适用于乙型肝炎乏力虚弱者。

📝 鸡丝冬瓜汤

组成：鸡瘦肉 100g，冬瓜（连皮）300g，党参 3g。

制作：鸡瘦肉洗净切丝，与冬瓜、党参同放于砂锅内，加水 500ml，文火炖至八成熟，调味，去党参渣即成。

功效：健脾利湿，减肥。

适应证：适用于脂肪肝患者。

金不换鸡子黄羹

组成：新鲜金不换叶 4 两，鲜鸡蛋黄 1 枚，蜂蜜 1 汤匙。

制作：先把新鲜的金不换叶下锅，文火煮煎，约 15 分钟。鸡蛋 1 枚，去蛋白而用蛋黄，盛在碗里搅匀，随即把金不换汤冲入搅匀，冲成蛋花羹。调和蜂蜜，空腹服食。

功效：养阴安神，镇静催眠。

适应证：适用于目眩头晕，动则天旋地转，难以起坐者。

小麦大枣甘草汤

组成：小麦 60g，大枣 15 个，甘草 10g。

制作：甘草、小麦、大枣煎水去汁饮。

功效：养心安神，补脾和中。

适应证：适用于脏躁、常悲伤欲哭者。

虫草百合鸭肉汤

组成：冬虫夏草 3g，百合 25g，鸭肉 100g。

制作：上药按比例配制，先将鸭肉炖 30 分钟，后加入虫草、百合再煮 15 分钟，饮汤并食虫草和鸭肉。

功效：滋阴清热，润肺止咳。

适应证：适用于阴虚火旺、咳嗽气促、口苦咽干、心烦失眠，或中老年人患肺结核病手足心热、骨蒸潮热、盗汗咯血者。

胡桃五味子粥

组成：胡桃仁 50g，五味子 5g。

制作：洗净，蜂蜜适量，共捣成糊状服食。

功效：益肾固精，敛汗止遗。

适应证：适用于神经衰弱、失眠、盗汗、耳鸣、遗精者。

胡桃芝麻方

组成：胡桃肉 50g，黑芝麻 50g。

制作：上二味共炒熟研碎后加白糖适量，分顿食用。

功效：补肾养血。

适应证：适用于神经衰弱，心悸失眠，腰酸耳鸣者。

📝 延年长寿糕

组成：黑豆30g，胡麻仁30g，黑芝麻仁30g，太子参30g。

制作：将胡麻仁、黑芝麻仁洗净、蒸熟、用烤箱烘干，黑豆、太子参磨粉，用烤箱高温消毒几分钟，最后将上述几味放入瓷器皿中，加适量蜂蜜搅拌即成。

功效：补肾，润肺，生津，益气。

适应证：适用于肾虚体弱及老年人的强身健体。

📝 人参养荣糕

组成：太子参30g，黄芪30g，白术10g，茯苓10g，炙甘草6g，当归15g，地黄15g，白芍10g，肉桂5g，五味子6g，远志15g，生姜3g，大枣10枚。

制作：上述诸药磨粉，放入烤箱高温消毒，最后入瓷器皿中加蜂蜜适量搅拌成糕。

功效：温补气血。

适应证：用于心脾不足，气血两亏，形瘦神疲，食少便溏，病后虚弱。

📝 保寿糕

组成：扁豆20g，怀山药30g，沙参30g。

制作：上述诸药磨粉，放入烤箱高温消毒，最后入瓷器皿中加蜂蜜适量搅拌成糕。

功效：健脾止泻。

适应证：适用于脾胃虚弱者。

📝 八珍糕

组成：茯苓、莲子、芡实、白扁豆、薏苡仁、藕粉等各适量。

制作：上诸味共研极细末，加白糖适量，兑之为膏。

功效：健脾养胃、益气和中。

适应证：适用于年老体衰、脏腑虚损、脾胃薄弱、食少腹胀、面黄肌瘦、腹痛便溏等。

按：此糕香甜可口，颇少药气，既可疗疾，又可保健常服。

📝 菊花山楂糕

组成：山楂 50g，白糖 60g，菊花 50g，糯米 400g，玫瑰花 30 朵。

制作：将菊花洗干净，加入清水熬成浓汁；山楂洗净，去皮、核，切成薄片，玫瑰花撕成瓣状，用清水熬成浓汁；糯米淘洗干净，用清水浸泡一夜，捞起放入盆内，置蒸笼内武火蒸 50 分钟，取出，捣成糕状。捣好的糕置于案板上，用山楂汁液和玫瑰汁液与一半糯米糕调和成玫瑰色；另一半糯米糕用菊花汁调和。取长方形容器一个，将两种糯米糕分别放置在容器内，然后用刀将其切成块状。食用时蒸热即可。

功效：疏风清热，明目化积，散瘀。

适应证：适用于慢性肝炎、肝硬化者。

📝 薏苡仁冬瓜脯

组成：薏苡仁 30g，草菇 20g，盐 5g，上汤 50g，生粉 25g，冬瓜 1000g。

制作：冬瓜切成大块，整块用沸水焯一下，捞起沥干水分，置于蒸盆内，加入上汤，与薏苡仁上笼蒸 35 分钟，取出待用。将草菇切成小丁，下热油锅略爆炒，加入盐、清水、生粉，勾好芡，淋在冬瓜脯上即成。

功效：清热解毒，利水消肿。

适应证：适用于肝炎，肝硬化腹水。

📝 早朝糕

组成：白术 120g，白茯苓 60g，陈皮 60g，山药 120g，莲肉 120g，薏苡仁 120g，芡实 120g，人参 60g，桔梗 30g。

制作：上为末，白粳米 5 升半，糯米 2 升，共 7 升半，磨粉，共药和匀，用蜜 3 斤拌匀。如做糕法，入笼中，划片蒸熟，焙干，瓦罐封贮。

功效：补脾益气。

适应证：适用于脾胃虚弱，不思饮食者。

📝 银杏蒸鸡

组成：银杏 200g，白鸡 1 只，胡椒 2g，猪肘肉 250g，料酒 60g，鸡油 15g，清汤 180g，化猪油 500g，生姜、葱、食盐、花椒、味精各适量。

制作：以上诸味，洗净入水，小火炖熟，加佐料即成，佐餐食用。

功效：敛肺气，定喘嗽。

适应证：适用于哮喘、咳嗽咳痰患者辅助饮食。

📝 枸杞子猪心汤

组成：枸杞子叶 150g，猪心 1 个。

制作：猪心洗净，切成小块，与枸杞子叶同置油锅内煸炒至熟，加食盐调味食用。

主治：益气养心，除烦安神。

适应证：适用于神经衰弱，头晕口干，心烦不眠者。

📝 枸杞子蒸鸡

组成：枸杞子 15g，仔母鸡 1 只（3 斤），绍兴黄酒 15ml，胡椒面 3g，姜、葱、酒、味精、盐各适量。

制作：鸡洗净，枸杞子洗净，姜切大片，葱剖开切成段；将鸡开水氽后，沥净水分，把枸杞子装入鸡腹内，腹部向上，入炖锅内，撒入姜、葱、盐、酒、胡椒面、高汤，用湿棉纸封口，武火蒸 1 小时，揭去纸，去除葱、姜，调味即成。

功效：滋补肝肾。

适应证：适宜男女肾虚，腰膝酸软，头晕耳鸣，视力减退，神经衰弱等症。

🔵 提示说明

1. 食养食疗和进补不是一回事。

2. 药膳应用要有专业医师指导，辨人辨体施膳。

3. 药酒的应用，要谨慎有度，切不可把药酒当日常待客之酒。

下 篇

老年常见病调摄

第一章

高 血 压

高血压是一种以体循环动脉压升高为主要特点的临床综合征。多以眩晕、头痛、血压增高、脉弦为主要表现，大多数中医学者将其归属于"眩晕""头痛"等范畴。高血压是最常见的心血管疾病，是全球范围内的重大公共卫生问题。中国高血压人群已达 2.45 亿人，每年新增 700 万例，发病年龄呈现出年轻化趋势。因此，对高血压病的防治，已刻不容缓。

有关心脑血管流行病学调查结果显示：人群生活方式不健康，吸烟、高盐饮食等现象严重，导致患糖尿病、高血压、高血脂等疾病的人数增多。美国哈佛大学的一项调查结果显示，50%的癌症，80%的心脏病和糖尿病，70%的中风，通过掌握自身健康的、合理的生活方式，是可以避免的。因此将中医"治未病"理念应用于这些慢性病高危人群，运用中医养生保健方法对这些慢性疾病进行预防，消除或减少精神、心理以及不良生活习惯等致病因素的影响，大有裨益。

一、养生保健原则

对于高血压病人的养生，最主要的是控制体重、限盐、戒酒，精神放松，做到起居有常、饮食有节、情志调畅、适量运动、关注健康。

1. 起居有常

血压、心率、呼吸等基础生命体征，都有其特定的生物节律。为保证人体生命的平衡稳定，就需要保持生活的规律，形成准点的生物钟。高血压患者和血压亚健康者，应该坚持生活规律，其核心是"定时定量"。起床、吃饭、锻炼、学习、午睡、休闲、排便、就寝等等均应定时，形成准点的生物钟，这是保证血压在内的一切生理活动正常的基础和必要条件。此外，保证充足的睡眠，保持居室的静雅，能够有效防止血压的波动，降低高血压病的发生率。同时还要注意气候的变化，做好防寒保暖工作。

2. 饮食有节

血压的升高与膳食结构的不合理，饮食高钠、低钙、低钾、低蛋白质等有密切关系。尤其是高钠摄入与高血压发病呈显著的正相关。因此，饮食调摄在高血压病的综合防治中占有举足轻重的作用。良好的饮食习惯可以减少引发高血压的危险因素，如高脂血症、肥胖超重、糖尿病等，从而有效预防高血压病，促进高血压的控制，减少高血压并发症。高血压的饮食保健要坚持合理结构、粗粮素食为主、饥饱适中、清淡饮食等原则。平素食量应尽量控制，吃个七八分饱，粗粮细粮搭配、以粗粮为主，饮食清淡，五味不过，少食肥甘厚腻，避免辛辣刺激，戒烟限酒。

3. 情志调畅

高血压与性格及情绪状态密切相关。急躁、易怒、易激动性格容易罹患高血压病。经常性情绪紧张和持续的应激状态，对高血压的致病作用也不容忽视。因而，若能时刻保持精神乐观、心境清静、性格平和，对于防止血压的波动具有非常重要的作用。

树立正确的疾病观，鼓励患者树立达观向上的人生态度，消除紧张、恐惧、焦虑、郁闷等情绪引起的心理障碍，避免悲观失望，对于高血压病调治具有十分重要的意义。

良好的心境，对于预防高血压和血压波动，具有举足轻重的作用。为了调畅情志、和悦精神，应鼓励高血压患者适度地参加一些娱乐活动。如传统的诗词歌赋、琴棋书画、花鸟虫鱼，均可益人心智、怡神养性，有助于高血压病的调治。尤其是音乐、书法、绘画以及养花、养鸟、养鱼等活动，动中有静，以静为主，最能陶冶性情、解除郁闷、抑制愤怒，适宜于中老年患者。

4. 适量运动

运动，能舒筋活络，畅通气血，缓解人的紧张情绪。适当的运动锻炼，不仅有助于降低血压，改善自觉症状，改善血液流变学，减少高血压病并发症，减少降压药物用量，巩固治疗效果，而且可以预防或减少高血压病的发生。坚持锻炼，还能减肥、降低血脂。流行病学调查显示，坚持体育运动或体力劳动者，与相同年龄组不坚持体育锻炼者相比，高血压病的发病率，后者为前者的 3 倍。因此，运动锻炼对高血压病的防治是非常重要的。

5. 关注健康

高血压病若调治不当、控制不良，容易引起心、脑、肾、视网膜病变，应定期监测肾功能、心功能、血糖、血脂、血压等指标，做到早发现，早诊断，早治疗。坚持服药，预防便秘、着凉感冒，在节气之交、农历初一和十五等特殊时间点，加强防范，避免变证的发生。

二、养生保健方法

1. 生活起居养生法

高血压病是一种生活方式病，饮食起居的调理、生活方式的调整、不良习惯的纠正，是高血压病各级各期的基础治疗和基本保健。

（1）居室静雅　高血压病人宜居于清静淡雅的环境中。在居室内外栽花种树，环境整齐美观，使人心情舒畅，可以消除紧张情绪，解除疲劳，常可使血压趋于稳定。声学研究报告告诉我们，大于 85dB 的噪声能对人体神经系统和心血管系统等产生明显的损害，国内外专家研究均已证实，噪声影响人的情绪，是导致高血压病的重要原因之一。故高血压病需要清静的生活环境。居室环境以淡绿色为主，窗帘以淡蓝色为佳，居室灯光以柔和的白色灯为宜。经研究发现，淡绿色可以清肝火、滋阴潜阳、镇静神经、降低血压。淡蓝色给人安定清爽的感觉，能镇静、息怒、降血压、降体温。

（2）睡眠有法　研究发现，睡眠不足会损害思维能力和记忆力，甚至可能导致反应迟钝，还可能促使高血压、胃溃疡发病风险增加。高质量的睡眠有助于降血压。因此，提高睡眠质量对高血压患者来说非常重要。

提高睡眠质量可采取下列有效措施：①睡前走步，以略感疲劳为度；②睡前热水泡脚，边洗边搓，按压脚底涌泉穴；③先睡心，后睡眠，带着愉快的心情平静入睡；④睡前喝牛奶等富含色氨酸的食物，提供一些合成对睡眠有利的 5-羟色胺的原料；⑤睡前不宜喝咖啡、浓茶等兴奋中枢神经之物，不看惊险刺激的电视、电影、小说等；⑥"胃不和则卧不安"，晚饭宜少，并吃易消化之物，利于入睡；⑦养成定时就寝的习惯，老人不宜晚睡，最好于 22 点左右上床，此时最易入睡；⑧调适睡姿，老年人不宜长期仰卧而眠，因老年人舌根及咽喉部软组织松弛，此体位容易堵塞呼吸道而致呼吸困难，机体缺氧。最佳的睡眠体位是右侧卧位。

午睡有降压作用，调查显示，没有午睡习惯的人，高血压的发病率远远高于有午休习惯的人。血压亚健康者或高血压患者，要养成午睡的习惯。午睡时间以半小时到一小时为宜，以躺着睡为好，不能靠着沙发睡或伏案而睡。

（3）服饰调摄　高血压患者不宜穿高领服装及系领带。高领或领带容易刺激颈动脉窦，引起迷走神经兴奋而使血压和心率骤降，造成脑供血不足而出现晕厥。而且，高血压患者衣饰以选择"三松"为要：裤带宜松，最好采用吊带式；穿鞋宜松，以宽松舒适为度，多穿布鞋；衣领宜松，尽量不系领带，若要系的话也应尽可能宽松。此外，高血压患者服饰的颜色以淡雅为宜。

（4）浴足降压

📝 **降压浴足方**

组成：怀牛膝、川芎各 30g，天麻 15g，钩藤、夏枯草、吴茱萸、肉桂各 10g。

制作：将以上各药加水 200ml 煎煮，沸后 10 分钟，取汁加入浴足水中，趁温热浴足 30 分钟，上、下午各 1 次，2～3 周为 1 个疗程。

功效：清热息风，平肝潜阳，活血行气通脉，补益肝肾。

适应证：从整体上调整人体的气血阴阳，疏通经络，使高血压患者重新恢复阴平阳秘。浴足方对高血压病降压效果确切，尤其对气虚痰瘀型、痰湿壅盛型高血压病的降压效果显著。

注意事项：

①如有烧伤、烫伤、脓疱疮、皮肤病不宜浴足。浴足前不能事先用冷水浴足，时间安排在睡前或下午 3～4 点，饭后不要浴足，以免影响消化，浴足前排清大小便。

②浴足时最佳状态为闭目浴足，并全神意想被洗的部位。浴足的过程中不要吹风，不要开空调，以防止感冒；天气寒冷时，注意保暖，可提高疗效。

③浴足后擦干，穿干净袜子，如有足皲裂，水温不宜太高，泡后擦干，涂鱼肝油软膏。

浴足方通过浴足的方法将天麻等具有清热息风，平肝潜阳，活血行气通脉，补益肝肾，疏肝解郁（引肝气下降，气降火亦降）等功效的药物渗透进入体内，达到滋水涵木的效果，通过"釜底抽薪"的方法，使病人重新恢复阴平阳秘、气血调畅的正常生理状态。

降压洗脚汤

组成：明矾 60g，桑叶、茺蔚子各 30g，米泔水 1000～1500ml。

制作：共同煎汤泡脚。

功效：平肝降压。

适应证：高血压。

足浴法

方法：先取适量热水于盆中，温度以脚感温热为准，或烫或凉都不好。开始水深以刚覆脚面为宜，先将双脚在盆中浸泡 6～10 分钟，然后用手或毛巾反复搓揉足背、足心、足趾。为强化效果，可有意识地搓揉足部一些穴位，如位于足心的涌泉穴等。必要时，还可用手或毛巾上下反复搓揉小腿直到腿上皮肤发红发热。为保持水温，需边搓洗边加热水，最后水可加到足踝以上。洗完后，不要晾干，用干毛巾反复揉搓干净。一般来说，每晚一次足浴即可达到养生的目的。

2. 食疗养生法

中国营养学会建议，高血压的合理膳食可以概括为"一、二、三、四、五"和"红、黄、绿、黑、白"两句话。一是指每天一袋奶；二是指每天250g左右碳水化合物；三是指每日三份高蛋白食品，每份高蛋白食物相当于50g瘦肉、100g豆腐、1个鸡蛋、25g黄豆、100g鱼虾或100g鸡鸭，有肾损害的高血压患者，应当限制蛋白摄入量，进行优质蛋白饮食；四是指四句话：有粗有细，不甜不咸，三四五顿，七八分饱，高血压患者日摄盐量应限制在2g以内；五是指每日500g的蔬菜水果（中国营养学会建议每日进食400g蔬菜和100g水果）。红指红葡萄酒，每日饮50～100ml，因红葡萄酒可以升高高密度脂蛋白，减轻中老年人动脉硬化，白葡萄酒、米酒、绍兴黄酒也可以，只是效果略逊；黄指黄色蔬菜，如胡萝卜、红薯、南瓜、玉米、西红柿等富含胡萝卜素的蔬菜；绿是指绿茶，因绿茶含有茶多酚最多，有较强的抗氧自由基、抗动脉粥样硬化和防癌作用；白指燕麦粉和燕麦片；黑指黑木耳，黑木耳具有显著的抗凝、抗血小板聚集和降胆固醇作用。

适宜于高血压病调治的食物主要有：

谷物类：玉米、大豆、荞麦、燕麦、绿豆、葵花籽等。

蔬菜类：芹菜、百合、胡萝卜、大蒜、冬瓜、西红柿、土豆及绿叶蔬菜等。

水果类：苹果、香蕉、山楂、橙子、柑橘、桃等。

动物类：瘦猪肉、兔肉、鸡肉、鸽子肉等。

菌菇海产类：香菇、黑木耳、海带、紫菜、海鱼、虾等。

以上这些食物，芹菜富含甘露醇等物质，可降低血压及血清胆固醇水平，有一定的镇静和保护血管作用。香菇含有一种氨基酸，具有降低血脂及胆固醇、加速血液循环、降低血压的作用。胡萝卜含槲皮素、山茶酚等物质，可增加冠状动脉血流量，降低血压、血脂，促进肾上腺素合成。西红柿含番茄素和纤维，具有结合人体胆固醇代谢产物的作用，从而降低血压。山楂的花、叶、果都含有降压成分，主要含山楂酸、柠檬酸、脂肪分解酶、维生素 C 等，具有扩张血管、降低血压的作用，可降低血管运动中枢兴奋性，从而使血压降低。增加钾的摄入量可降血压，香蕉含有丰富的钾质。海带、冬瓜、西瓜、绿豆等食物含钾丰富而钠低，有利尿降压作用。含钙丰富的食品如牛奶、酸奶、芝麻酱、虾皮等，有利于控制血压。绿叶蔬菜、小米、荞麦面、豆类及豆制品等食物含镁丰富，镁盐可通过舒张血管来降血压。红枣、橘子、荔枝、柿子、苹果、梨等含有大量维生素 C，它能影响毛细血管的通透性，促进血液凝固，加速胆固醇转化，对预防高血压、冠心病有利。绿色蔬菜和新鲜水果，含丰富的维生素，有利于心肌代谢，改善心肌功能和血液循环，促进胆固醇的排泄，防止高血压病的发展。

根据报道，调治高血压病的常用食疗方法有：

（1）提倡饮用硬水　硬水中钙、镁离子的含量较高，有助于降低血压。有研究表明，饮用软水地区较饮用硬水地区高血压病的发病率及死亡率均增高，而且心血管病死率也增高。

（2）宜食黄瓜　黄瓜脆嫩多汁，是少有的高含水量蔬菜，号称"固体饮料"，每百克黄瓜含维生素 C 9mg，钾 102mg，且钙、磷含量相当，离子成分匹配比例十分合适，便于人体吸收。

黄瓜含有"丙醇二酸"，可以抑制糖类转变成脂肪，是理想的减肥食品。黄瓜中含有较多的纤维素，可以刺激肠道蠕动，减少毒素的自我吸收，又能降低胆固醇和治疗高血压。

有人用黄瓜藤提取物制成片剂，用于高血压患者的治疗。黄瓜中所含的葡萄糖苷、果糖较难形成体内脂肪，也不会升高血糖。

（3）食用莲子　现代研究显示，莲子除含有多种维生素、微量元素外，还含有荷叶碱、金丝草苷等物质，对治疗神经衰弱、慢性胃炎、消化不良、高血压等有效。

（4）常吃大蒜　大蒜含有挥发性物质，如大蒜素，对葡萄球菌、肺炎球菌、结核分枝杆菌，甚至某些耐药菌和真菌也有抑杀作用，可谓是"植物抗生素"。大蒜成分复杂，含有硫醚化合物、大蒜苷、大蒜蛋白、钙、磷等，具有多种生物活性，可增进食欲，促进胃液分泌，对防治高血脂、高血压、高血糖有益。

（5）宜食哈密瓜　哈密瓜含钾高而少钠，适合高血压者。

3. 药膳养生法

（1）药茶

📝 千秋茶

组成：千秋叶不拘量，采东面者，石泉一盏，或百花露。

制作：须先采集千秋叶，淘洗干净，放竹畚箕内，以沸水浇淋五遍，再放饭上蒸熟，取出阴干。随时以石泉或百花露烧"虾须沸"，冲泡作茶饮。

功效：通经络，降血压。

适应证：以血管硬化、肺失均衡、经络血瘀的高血压患者，最为适宜。

按：千秋叶，即卷柏叶，丹道家服饵方皆以此名之。一般的柏树叶，其性味也差不多，一样可用。

📝 菊楂决明散

组成：山楂片15g，白菊花10g，炒决明子15g。

制作：沸水冲泡，代茶饮。

功效：补肝明目，行气消食，润肠通便。

适应证：高血压、冠心病患者饮用。

📝 鲜生地、鲜地骨皮、鲜桑椹露方

组成：鲜生地一斤去脐，鲜地骨皮一斤，黄酒一两，鲜桑椹十斤，冰糖末适量。

制作：选择干净鲜生地、鲜地骨皮、鲜桑椹，共入石臼内，捣杵为泥，

用葛布袋绞汁去渣，澄去沉淀，只取精汁。加入冰糖二两、黄酒一两，混合摇匀，收存玻璃瓶内，盖子不可塞紧。因为酒、糖加下去，要起发酵作用，盖子塞紧有时会破裂。过 7 天以后（收藏愈久愈好），即可随意服食，可以当作平常的饮料，每次可以服二两。

适应证：以阴虚引起的高血压患者，最为适宜。一般的高血压，也可服用。

山楂茶

组成：山楂 10～15g。

制作：水煎服。

功效：降压通络。

适应证：高血压、冠心病。

鲜藕汁

组成：鲜藕不拘量，去节。

制作：选择肥大鲜嫩的藕，切去藕节后，即入石臼内捣烂如泥，用葛布绞汁去渣，每服一茶杯（100mL）。喜欢甜食的人，可以酌加少量蜂蜜。

功效：通气利水，养胃生津，疏导关窍，调整气脉，升降清浊。

适应证：对一般高血压的人，都很适宜，而无流弊。

按：藕节性味苦寒，一般不宜单独作服食品，只宜入汤药用于亡血证。养生家对于藕的评价很高，列为上品。有多种多样的服食方法，例如蜜饯藕、排骨炖藕汤、素炒藕丝、荤炒藕肉片、凉拌糖醋藕片、凉拌姜汁藕丝、蜜腌藕尖、藕粉、藕凉膏等，藕汁不过其中的一种而已。

（2）药羹

金不换鸡子黄羹

组成：新鲜金不换叶 4 两，鲜鸡蛋黄 1 枚，蜂蜜 1 汤匙。

制作：先把新鲜的金不换叶下锅，文火煮煎，约 15 分钟。鸡蛋 1 枚，去蛋白而用蛋黄，盛在碗里搅匀，随即把金不换汤冲入搅匀，冲成蛋花羹。调和蜂蜜，空腹服食。

功效：平肝降压。

适应证：高血压，以目眩头晕，动则天旋地转，难以起坐者，最为适宜。

玉米冬瓜汤

组成：玉米适量，冬瓜适量。

制作：煮汤。

功效：平肝降压。

适应证：高血压。

莲藕汤

组成：莲藕适量。

制作：煮汤。

功效：平肝降压。

适应证：高血压。

丝瓜汤

组成：丝瓜适量。

制作：煮汤。

功效：平肝降压。

适应证：高血压。

水瓜汤

组成：水瓜适量。

制作：煮汤。

功效：平肝降压。

适应证：高血压。

（3）药粥药菜

怀山药粥

组成：鲜怀山药适量，干的也可以，糯米一撮。山药为糯米的3倍量。淘洗马口铁一块，如无马口铁即用灰口铁代替。

制作：鲜怀山药适量切骨牌片，先把马口铁入铁锅里掺水先煮半小时，次下糯米合煮，皆用文火，煮到米已烂熟，再下切好的怀山药，继续煨煮至熟烂，服食时可配合凉拌海蜇头。把马口铁捞出洗净，二次再用。

功效：平肝降压，健脾益胃。

适应证：高血压，头胀目眩，口干心烦，饱食易饥，小便短赤者，最为适宜。

甲鱼薏苡仁粥

组成：甲鱼一条，薏苡仁、大米适量。

制作：甲鱼治净，去肠杂，加薏苡仁适量煮粥。每周吃 2～3 次。

功效：健脾柔肝，滋阴潜阳。

适应证：高血压。

黄瓜配山楂

组成：黄瓜适量，山楂适量。

制作：新鲜黄瓜切片，山楂择净捣烂，同煮。

功效：降压消脂。

适应证：高血压。

芹菜炒香菇

组成：芹菜 250g，香菇 50g。

制作：同炒，加调料适量即可。隔日 1 剂，15 日 1 个疗程。

功效：降压消脂。

适应证：用于脂肪肝兼有高血压者。

冬虫夏草炖鸡

组成：冬虫夏草适量，鸡一只。

制作：文火清炖。

功效：益气养阴，平肝降压。

适应证：高血压、肺气肿。

素炒滃菜藤、小晕药

组成：滃菜藤四两，去叶，选嫩尖顺筋切细丝。小晕药叶尖 50g，麻油三汤匙，食盐一撮。

制作：将麻油下热锅，武火烹煎，油沸下盐，把食盐炸炒，约一两分钟, 随即把瓮菜藤、小晕药叶一起倾下锅内, 用筷子炒散 (锅铲分散不开)。约经七八分钟, 菜刚熟透, 需要带一点脆性, 即行取出, 盛在碗内, 佐饭或佐粥服食。

功效: 降血压, 消水肿。

适应证: 高血压, 以气血失调, 上焦不利, 头昏脑涨, 脚腿浮肿, 小便短涩, 静脉曲张的人, 最为适宜。

按: 瓮菜, 又名空心菜, 又名藤藤菜, 有大叶小叶二种, 能行血中之气, 通利三焦, 调和气血, 通腑逐瘀。小晕药系野生草本, 茎似竹节, 节节生单叶, 叶似土牛膝叶而有红筋。

杜仲腰花

组成: 杜仲 12g, 猪腰子 250g, 蒜、姜、葱、绍酒、味精、醋、豆粉、盐、糖、花椒各适量, 混合油 100ml。

制作: 把腰子切开, 去掉筋膜, 切成腰花。杜仲加清水熬成浓汁 50ml, 姜切成片, 葱切节。用杜仲汁一半, 加绍酒、豆粉各 15g, 用盐调拌腰花, 杜仲汁一半, 白糖、味精、醋、酱油、豆粉各 5g, 兑成滋汁。锅热后加混合油, 烧成八成熟, 放花椒, 下腰花、葱、姜、蒜快炒, 烹入滋汁, 炒匀即可。

功效: 强腰益肾, 补精降压。

适应证: 肾虚腰痛, 步履不坚, 阳痿遗精, 老年耳聋, 高血压等症。

海蜇皮荸荠汤

组成: 海蜇皮 30g, 荸荠 10 余个。

制作: 蒸汤。

功效: 平肝降压。

适应证: 高血压。

黑木耳

组成: 黑木耳适量。

制作: 蒸汤。

功效: 平肝降压。

适应证：高血压、高血脂、肢体麻木等。

4. 药物养生法

①杞菊地黄丸：按说明服，或遵医嘱服。

②西洋参：适量，切片，泡水代茶饮。

③百合知母汤与二仙汤加减

组成：生百合 30g，知母 15g，柏子仁 20g，炒枣仁 30g，怀牛膝 30g，鸡血藤 10g，仙茅 15g，仙灵脾 30g，枸杞子 30g。

制作：以 10 倍之量为细末，炼蜜为丸，每丸 10g。中午、晚睡前各服 1 丸。

功效：滋阴潜阳，平肝降压。

适应证：本药可预防高血压突发，防治便秘，还可防治冠心病及肿瘤等。

④高血压经验方

组成：生牡蛎五钱（先熬），鲜石斛三钱，酒炒龟甲五钱，山萸肉一钱半，怀牛膝一两，鲜生地一两（捣汁，去渣，兑服），女贞子三钱，怀山药一两，牡丹皮三钱，紫石英一两（生用，捣先熬），铁锈二两（包，先熬），麦冬肉五钱。

制作：水煎。

功效：滋阴潜阳，平肝降压。

适应证：高血压。

5. 针灸按摩养生法

针灸按摩，因其简便廉验，对于急进型血压升高或高血压危象的血压数值控制，具有较为显著的效果。

当血压急剧升高之时，可以按摩耳后的降压沟、头顶的百会穴、胳膊肘外侧的曲池穴 10~20 分钟。按摩降压沟可以疏通经脉、控制血压。百会穴别名"三阳五会"，连接手足三阳，还是百脉交会之处，按摩此穴能够通达阴阳脉络，平衡阴阳之气，缓解头晕目眩。曲池穴善于游走通导、清热祛风、行气血、通经络，是高血压"风邪气滞"的要穴。此外，按摩印堂、太阴、风池、合谷、内关、涌泉、大椎、足三里、丰隆、三阴交、太溪等穴也可以降血压。上述穴位，既可针刺又可按摩，相对而言，按摩更加简便，患者可以自行操作。

（1）自我按摩法

①推风池穴。拇指置后，四指在前，从头部向后推至风池穴，推九次，再十八次、三十六次。要求心静，只默想数字。对缓解头痛、眩晕症、高血压病均有好处。

②搓涌泉穴。每天晚上用热水泡脚，擦干，用手心搓脚心，上下来回算一次，要默记数字，搓九十九次。这有补肾降压的作用，促使血脉流通。

③揉神阙穴。入睡前仰卧，右手心置于肚脐上，左手心置于右手背上，从右向左划圈揉腹，揉一圈算一次，也要揉九十九次，可以暖丹田，还可以润大肠，使大便正常。对于治疗闭经亦有效果。

（2）梳头穴位按摩法　每日晨起、睡前梳头，每次各 200 下，左右手交替梳头，这样也能活动两上肢，同时对头部百会、玉枕、风池、太阳、神庭等穴位进行按摩。

应用梳头疗法养生保健、防病疗疾，是中医的一绝。大脑是人体高级神经系统中枢。《素问·脉要精微论》中指出，"头者，精明之府"，是气血汇集之处，"五脏六腑之精气皆上注于头面"，同时，脑又为奇恒之腑，与心、肝、肾、经络系统关系紧密，有着"牵一发而动全身之功效"。梳头时刺激穴位，通过经络与全息的传感关系作用于相关脏器，以振奋阳气，调整脏腑，提高机体抗病能力。坚持梳头对预防感冒、高血压、脑动脉硬化、脑卒中、老年性痴呆等都大有裨益。梳头能够治疗眩晕、失眠、头痛等病症。

三、养 生 宜 忌

（1）时间忌讳　春天天气转暖，细菌、病毒繁殖迅速，容易发生各种疾病。衣着稍有不慎就易染病。患有高血压病、心脏病的中老年人，更应注意防寒保暖，以预防中风、心肌梗死等疾病的发生。

秋冬寒冷季节，由于血管收缩、血液黏稠，高血压患者或血压亚健康者，要格外注重保养，避免着凉感冒。二十四节气中的清明、冬至等重要节气，农历每月十五前后，由于节气影响和月相运动的变化，容易导致血管内外的压强差变大，血压波动，甚至引起脑血管意外。

清晨 6 时至 9 时，由于血压的晨峰现象，是高血压患者的危险时刻，猝死多发生于此时。此时注意不要急躁、紧张、生气、过用力、急赶车、运动锻炼等。

餐后 1 小时，血压下降，易致晕厥、心绞痛、跌仆倒地，甚至死亡等，要求高血压患者进餐适可而止，吃七八成饱，避免暴饮暴食。

（2）行为忌讳　心血管系统疾病的患者宜清淡饮食，避免过大的运动量，保持平和心态，遇事不要过于激动。坚持遵照医生的要求科学用药。

高血压患者晨醒后，不要急于起床，可以赖床 5 分钟，待心率、血压、呼吸、内分泌功能等较为平稳后，再缓慢起床。起床要遵循三个"半分钟"，即"坐起后停半分钟，双腿垂于床沿半分钟，站起后在床前站立半分钟"。此外，还要遵循"三个半小时"，每天上午步行半小时，晚餐后步行半小时，中午午睡半小时。生活实践证明，这种赖床 5 分钟、"三个半分钟""三个半小时"有利于高血压的治疗和血压亚健康者的恢复。

如果有心脏病或高血压等，就不宜跑步。对于病人的活动量和强度要严加限制，其活动范围和场所最好在住地附近，并有陪人或与他人相伴，不可独自远行。如发现有心跳过速、过缓，心律不齐，血压波动等异常表现，应停止锻炼，及早到医院检查治疗。

沐浴水温不宜过冷或过热，以 35℃左右为宜；不宜饭后立即洗浴；洗澡动作不宜过快过猛；入浴时间不宜过长；酒后或过度疲劳时不宜入浴；不宜到公共浴室去洗浴。

性生活时，由于情绪亢奋，心率加快，血压也明显增高。尤其是疲乏、暴饮暴食和酒后，不宜同房。一般来说，高血压及血压亚健康者，房事宜在清晨醒后。若在房事过程中有身体不适，应立即中止，并及时就医。

此外，高血压患者在屏气排便时，容易出现脑血管意外。故而应通过饮食调理、运动调摄，保持大便的顺畅，避免过度用力。

（3）戒烟限酒忌浓茶　烟对人体百害而无一利，必须戒掉。烟草中含尼古丁和微量元素镉较多，吸入过多，能刺激心脏和肾上腺释放大量的儿茶酚胺，使心跳加快，血管收缩，血压升高。研究发现，长期大量地吸烟，可引起小动脉的持续性收缩，小动脉壁上的平滑肌变性，血管内膜逐渐增厚，血管壁增厚，从而引起全身小动脉硬化，加重高血压。吸烟还可影响血糖、血脂的代谢，促使血栓形成，进而促使心脑血管病的发生。

限酒，少量饮酒对健康并没有影响。正如《本草备要》所说："酒乃五谷之精，少饮则和血运气，壮神御寒，遣兴消愁，避邪逐秽，暖水脏，行药势。"但切不可过量。长期、大量饮酒，会给身体带来伤害，使心脑血管、消化器官、神经系统等受损，或引起慢性酒精中毒。大量饮酒（每天超过 4 小杯白酒）可引起血压升高，心率加快、心脏负担加重，是引发高血压、冠心病的危险因素，也是脑出血的重要原因之一。

可以适量饮用绿茶。忌用辛辣和兴奋神经系统的食物，如浓茶、咖啡等。

第二章

冠 心 病

冠心病，是由于冠状动脉病变或冠状动脉循环功能障碍而引起以心前区绞痛、胸膺闷痛、汗出肢冷为特征的病变。属于中医学"真心痛""厥心痛""胸痹"的范畴。

中医认为本病病因多与寒邪内侵、饮食失节、情志失调、痰、瘀等有关。《圣济总录》亦认为"心痛诸候，皆由邪气客于手心主之脉"，具体因素有寒气、阳虚、饮食、外风等。《太平圣惠方》将心痛与胸痹并列，收载了许多治疗方剂。明代《古今医鉴·心痛门》对心痛的病因进行了补充，如："或曰身受寒邪，口食冷物，内有郁热，素有顽痰，死血，或因恼怒气郁……"《玉机微义》指出胸痹不仅有实证，而且也有虚证。清代喻嘉言在《医门法律·中寒门》中强调心痛病因主要是阳虚，"胸痹心痛，然总因阳虚"。

一、养生保健原则

中医对冠心病的养生保健原则重在防病，根据名老中医经验总结为五个方面：坚持锻炼、防避风寒、调节精神、慎忌房事、注意饮食。即做到调畅情志、合理饮食、起居有常、劳逸结合。

1. 饮食清淡、营养均衡

在饮食上，中医认为，首先要定时定量，不宜过饥或过饱，其次是慎吃肥甘厚腻和燥热辛辣之物。对心脏病患者，主张吃清淡而富于营养的食品，如玉米粥、牛肉、鲤鱼、水果、蔬菜之类，既能保持食物营养的来源，又不影响身体的健康。

2. 精神舒畅、情志乐观

人的思想活动与疾病的发生有极为密切的关系，精神上过度的忧郁或狂欢暴喜，都能影响身体的正常活动。如长期忧郁，则气机不能条达，气滞则血瘀，血瘀则脉道不通，故猝然而痛。狂欢暴喜，哭笑无常，同样能引起精神上的失常，所谓"暴喜伤阳""喜则气缓"。心阳既伤，心神涣散，脉道滞塞，故病猝然而发。所以在精神上必须防止过度的喜怒哀乐，保持精神上的舒爽，所谓"恬淡虚无，真气从之；精神内守，病安从来"，虽是古语，却是珍贵的名言。

3. 起居有常、慎避风寒

冠心病是一种生活方式病，饮食起居的调理、生活方式的调整、不良习惯的纠正，是冠心病的基础治疗和基本保健。

在生活起居上，要做到生活规律，保证充足睡眠，戒烟限酒，不喝或少喝浓茶、咖啡，保持大便通畅等。根据季节气候的变化适当地增减衣物，做到防寒保暖，避免外邪的侵袭，谨防感冒，以避免诱发冠心病的发作。同时，要做到房事有节。

二、养生保健方法

1. 食疗养生法

总宜饮食清淡而富于营养的食品，慎吃肥甘厚腻和燥热辛辣之物；要定时定量，不宜过饥或过饱；控制饮食、降低体重来减轻心脏负担。

（1）常用食物　牛肉、兔肉、蚌肉、鲤鱼、泥鳅、黄鳝、塘角鱼、蘑菇、木耳、黄花菜、山楂、大蒜、葱白、鸡蛋、红枣、芹菜、韭菜、菠菜、黄花菜、青菜、海带、苦瓜、黄瓜、萝卜、西红柿、燕麦、荞麦、玉米、橘子、荔枝、香蕉、苹果、梨、李子、蜂蜜等。

（2）食疗方

📝 **蘑菇、黑木耳煮汤**

组成：蘑菇、黑木耳。

制作：蘑菇、黑木耳加水用小火煮1小时，加适量食盐即成。

功效：降血脂，稳定血压，预防冠心病。

适应证：冠心病早期。

2. 药膳养生法

（1）药茶

📝 **山楂银菊饮**

组成：山楂10g，金银花10g，菊花10g。

制作：将山楂拍碎，3味加水同煎30分钟，代茶常饮。每日1剂，30日1个疗程。

功效：清肝明目，降脂消食。

适应证：用于冠心病高脂血症。

📝 **山楂橘皮饮**

组成：生山楂500g，干荷叶200g，橘皮200g，薏苡仁100g。

制作：以上几味粉碎后，低温保存。每日取50g左右，沸水冲泡，代茶饮，茶淡为度。

功效：行气健胃，化瘀祛湿，降脂。

适应证：适用于冠心病高脂血症者。

📝 **菊楂决明散**

组成：山楂片15g，白菊花10g，炒决明子15g。

制作：沸水冲泡，代茶饮。

功效：补肝明目，行气消食，润肠通便。

适应证：预防冠心病、高血压。

📝 **荷叶山楂茶**

组成：荷叶、生山楂。

制作：取1/4～1/5片荷叶，撕成小片，生山楂5枚，放入茶杯，热水冲泡 5~6 分钟，即可饮用。每日饮用 3~4 杯。

功效：消脂减重，头目清爽。

适应证：预防冠心病。

决明枸杞子茶

组成：决明子 20g，枸杞子 10g。

制作：决明子炒黄，每次取 20g，枸杞子 10g。冲泡代茶饮，每日 2 次。

功效：清肝明目，利水通便。

适应证：用于腹胀不适、大便不畅的冠心病患者。

降脂茶

组成：枸杞子 10g，丹参 10g，山楂 10g，决明子 10g，绞股蓝 10g。

制作：将上药洗净后放入茶杯中用沸水冲泡，代茶饮。

功效：补肾、活血、降脂。

适应证：预防冠心病。

（2）药粥

百合枸杞子粥

组成：百合，枸杞子，银耳，山药，核桃，花生米，麦片，玉米面等适量。

制作：以上诸味共煮为粥，制成后再加上 1~2 匙蜂蜜。每天早饭喝以上药粥一大碗，然后再吃一个鸡蛋。随身体情况灵活组方，随季节变更，适时选用大枣、桂圆、黑芝麻等。

功效：滋阴潜阳，降压消脂。

适应证：防治冠心病。

按：晨起胃肠空虚，一碗温热的药粥最为滋润胃肠，且极易吸收，很适合老年人及病后体虚之人。药粥由药物、谷米及调料三部分组成，它是取药物之性、谷米之味，食借药力、药助食威，二者相辅相成，相得益彰。

百合龙眼粥

组成：百合 25g，龙眼肉 15g，粳米 100g，蜂蜜 30g。

制作：百合、龙眼、粳米加适量水煮沸后，改用小火煮 20 分钟，煮至汤似粥状时，再加入蜂蜜即可。

功效：养心安神。

适应证：心力衰竭患者可以常服。

（3）药酒

📝 **丹参酒**

组成：丹参、赤芍、党参各 10g，檀香、木香、砂仁各 5g。

制作：将上药共捣成粗末，加入 25 度白酒 500ml，浸泡 2 周，澄清去渣，以不见杂质为佳。每日 3 次，每次 20ml。

功效：活血化瘀，益气强心。

适应证：冠心病、心绞痛等。

3. 药物养生

📝 **丹参饮合归脾汤**

组成：丹参 30g，檀香、砂仁各 6g，白术 10g，当归 10g，白茯苓 10g，黄芪（炒）20g，龙眼肉 20g，远志 10g，酸枣仁（炒）20g，木香 3g，甘草（炙）3g，人参 6g，生姜 3 片，大枣 5 个。

制作：以上诸药加水适量，煎汤。

功效：活血祛瘀，行气止痛。

适应证：可用来预防冠心病。

按：对于冠心病的药物治疗，治本尤为关键。故其治疗之法，最好从本治疗，或标本并治。气滞血瘀之证，可用丹参饮合归脾汤治之。丹参饮取其理气行血以治标，归脾汤取其温养心脾以治本。

📝 **苓桂术甘汤、肾气丸加减**

组成：苓桂术甘汤、肾气丸加瓜蒌、薤白、郁金、沉香。

制作：以上诸药水煎服。

功效：理气宽胸、通阳行痹。

适应证：适用于体质肥胖，痰浊阻滞之冠心病患者。

按：体质肥胖，苔厚而腻，脉弦滑者，证属痰浊之症的冠心病。应本着"病痰饮者，当以温药和之"，常以苓桂术甘汤或肾气丸为基础，然后酌加理气宽胸、通阳行痹之品，如瓜蒌、薤白、郁金、沉香之类。

📝 丹参

组成：丹参 30g。

制作：丹参煎水服。

功效：活血通经，祛瘀止痛。

适应证：冠心病、心绞痛等。

按：丹参的性味苦而微寒，有凉血行血之功，适用于血热而瘀滞之冠心病患者。若是偏于阳虚，反而疗效欠佳。

📝 苏木三七方

组成：苏木 15g，三七 3g。

制作：苏木煎水，冲服三七粉。

功效：活血化瘀止痛。

适应证：冠心病、心绞痛等。

按：苏木、三七甘平，能化瘀止痛，疏通血脉。气为血之帅，气行则血行。治疗冠心病，理气之药不可少，但破气之药如枳实、厚朴之类，最易耗阴伤正，以少用或不用为佳。宜选用顺气之品，如砂仁壳、玫瑰花、佛手花、素馨花、甘松之类，既能理气导滞，行血止痛，又可避免耗气伤阴之弊。

📝 经验膏方

组成：附子、人参、黄芪、桂枝、鹿角胶等。

制作：以上诸药制成膏方。

功效：温阳通痹，行气活血。

适应证：冠心病、心绞痛等。

按：冠心病多属本虚标实，常见阳虚血瘀证。根据名老中医经验，当冬令阳气衰微之时非常适合膏方。《素问·生气通天论》谓："阳气者，若天与日，失其所则折寿而不彰"，故阳气为一身之主宰。如外邪侵袭或情志、饮食失常，影响脏腑经络，而使胸阳痹阻，或致胸阳衰惫，不能输布津液、运行血液，引起水液内停、血滞成瘀，胸痹心痛举发。常用温阳解凝、化瘀泄浊法。温阳解凝倚仗附子，配合桂枝通阳，人参、黄芪益气，以及活血化瘀之药，标本兼顾，使阳回血活，病多可瘥。胶类不可过于滋腻，可选用少量鹿角胶温肾滋养精血。

清暑益气汤化裁

组成：西洋参 5g，石斛 15g，麦冬 9g，黄连 3g，竹叶 6g，荷梗 6g，知母 6g，甘草 3g，粳米 15g，西瓜翠衣 30g。

制作：水煎服。

功效：补气升阳。

适应证：冠心病阳虚者。

黄连温胆汤加减

组成：川连 6g，竹茹 12g，枳实 6g，半夏 6g，橘红 6g，甘草 3g，生姜 6g，茯苓 10g，当归 9g，生地 9g，桃仁 12g，红花 9g，枳壳 6g，赤芍 6g，柴胡 3g，桔梗 4.5g，川芎 4.5g，牛膝 9g。

制作：水煎服。

功效：利湿化痰，理气止痛。

适应证：痰瘀交阻型冠心病。

经验膏方：补阳还五汤化裁

组成：生黄芪 125g，当归尾 3g，赤芍 5g，地龙 3g，川芎 3g，红花 3g，桃仁 3g，瓜蒌 10g，生姜 3g，半夏 10g。

功效：温阳宣痹。

适应证：气虚血瘀型冠心病。

4. 运动养生法

（1）傍晚散步　散步是健身的好习惯。有人喜欢迎着晨曦散步，但陈可冀院士指出，冠心病患者动态心电图所见，不少病人上午 6～12 时多有心肌缺血，易致心脏病发作，这是人体生物钟节律或劳累性变化的结果。所以对于不少有冠心病的人来说，有时傍晚散步会更好，危险性会少些。

（2）坚持晨练　不管天气变化，刮风、下雨、降雪，可于走廊、公园避风处坚持进行，每次半小时至 1 小时。

（3）冠心病患者不宜在饭后散步，避免中强度体力活动，以减轻心脏负担。

（4）步行、太极拳、体操、练剑等　步行锻炼要掌握"三、五、七"的运动要点。"三"指每天步行 3 公里，时间 30 分钟到 1 个小时。"五"指每周至少有五次的运动时间。"七"指适量的中等强度运动，即运动时年龄加心率等于 170 左右最恰当（即运动时心率=170－年龄）。运动方式除步行外还可依个人情况选择太极拳、体操、练剑、自行车、游泳、跳舞等，但不宜选择剧烈的竞技运动。

长期坚持适量的运动，能使身体各个系统和器官得到锻炼，增强生理机能和活力。运动有两个要点：一是运动要适量，因人而异。运动不要超过自己身体的承受能力，青壮年、体质好的人运动量可以大些，老年人则宜量力而行，散步、慢跑、太极拳、广播操等。二是贵在坚持，运动要持之以恒，才能收效。

5. 针灸按摩养生

（1）针刺治疗冠心病

①穴位：内关、足三里、天突、膻中、气海、心俞等穴。

操作方法：以上诸穴针刺 0.5～1.0 寸，留针 30 分钟，每 10 分钟捻转 1 次。

功效：理气通阳，宣痹止痛。

适应证：冠心病。

②穴位：

体针：膻中、内关、足三里；

耳针：心、神门、皮质下。

操作方法：

体针：膻中、内关、足三里针刺 0.5～1.5 寸，留针 20 分钟，隔 5 分钟捻转 1 次；

耳针：心、神门、皮质下，龙胆子贴压，手指按压 2～3 分钟。

功效：宣痹止痛。

适应证：冠心病心绞痛患者。

（2）揉搓经穴

穴位：百会、涌泉、膻中等穴。

操作方法：每日起床、睡前，揉搓百会、涌泉、膻中等穴，每穴按揉2～3分钟。

功效：补肾，强心，健脑。

适应证：冠心病预防。

（3）烫头面法

每日睡前热水烫洗头面，用肥皂洗去一天的尘垢，有胡须兼烫胡须。水温热些，毛巾蘸水先自前额烫起，挨次后移七次，直至烫到后头项部。烫后即觉头目清醒，有清头目、明目和降血压作用。擦干即披上上衣，洗足。

（4）烫足搓涌泉穴

烫脚时随加热水，先温后热，使足部烫得发红。随即搓脚心涌泉穴。先以右脚足趾着盆底，使足跟露在水上，用左足心擦搓右足后跟，起到擦搓左足涌泉穴的作用。这样擦搓一百下，再换擦搓右涌泉穴一百下为一轮。兑热水使水温烫足。如此做三轮，共左右三百次即得。此穴治高血压、头痛，具有增强心脏动力的作用。先烫头后烫足使热度上下移动，有交流血脉和调气作用，可以预防冠心病。

三、养 生 宜 忌

（1）饮食规律　要定时定量，不宜过饥或过饱。

（2）饮食清淡　吃清淡而富于营养的食品，如玉米粥、牛肉、鲤鱼、水果、蔬菜之类，既能保持食物营养的来源，又不影响身体的健康。

（3）避风寒　寒冷能引起血管功能改变，增加毛细血管及小动脉阻力，易诱发冠心病。冠心病患者应注意保暖，有条件的患者可以考虑由寒冷的北方迁居到温暖的南方。人体的健康不仅有赖于气血的充盈，尤赖于气血的温通，风寒之邪乘虚侵袭，最易导致气血凝滞。所以在气候突变之时，须注意衣着的加减，气温的调节，防止风寒的侵袭。

（4）畅情志　长期忧郁，则气机不能条达，气滞则血瘀，血瘀则脉道不通，故猝然而痛。所以在精神上必须防止过度的喜怒哀乐，保持精神上的舒爽。

（5）忌烟酒　长期吸烟可使冠心病患病概率增加30%，心脑血管事件或猝死者增多。长期大量饮酒会加重肝脏负担，导致中毒性肝硬化，对动脉粥样硬化、高脂血症、冠心病的防治同样十分不利。

（6）不能滥用心血管系统的药物，应遵医嘱。

第三章

糖　尿　病

糖尿病，俗称消渴，脾瘅，以多饮、多食、多尿、体重减少这"三多一少"为典型表现的一种慢性代谢性疾病。

吕仁和国医大师把糖尿病比作患者自己最忠实的终身伴侣，劝告患者要学会照顾"她"、关心"她"。从饮食、运动、药物等方面，根据自己的病情找到合理的治疗方案，直到应用自如，并能坚持下去，带病延年，与病共存。

一、养生保健原则

1. 饮食合理，少量多餐

根据患者现有体重和标准体重的差距，平时体力活动的轻、中、重程度，确定一日所供给的总热量千卡；再根据生活条件和习惯，安排饮食的质（碳水化合物、脂肪、蛋白质、维生素、无机盐类、微量元素、水和粗纤维）和量（早、中、晚三餐总量的分配以及各种具体饮食的供给）；饮食品种可变，但总热量不宜大变，可以根据具体情况适当调整。

（1）食物全面，食量适中　糖尿病患者的饮食结构应该是"优而杂，量适中"。所谓"优"指饮食的营养质量要好；所谓"杂"指饮食的种类丰富，不可局限于荞面、南瓜、蔬菜之类；"量"适中是指每次进餐不可过多，也不可过少，六七成饱为度。正确的饮食治疗应是协调三大物质的比例，其中碳水化合物占 50%～55%；蛋白质占 15%～25%；脂肪占 30%～

35%。饮食应以动植物蛋白和粗纤维食物为主，还可以食用一些糖分少、水分多的水果，以维持体内营养的均衡。

从一日三餐的分配来讲，应该保证早餐、适量午餐、控制晚餐。早睡早起，清晨留出享用丰盛早餐的时间。保证250mL牛奶或豆浆、一个鸡蛋和1～2两主食摄入，是营养早餐的基本。工作间歇可以摄入少量坚果，如花生、腰果、核桃等，以避免正餐时间由于饥饿感过于明显，而不自觉地增加热量摄取。晚餐采取"七分饱"的原则，在个人日常食量的基础上，减少约1/3主食的摄入，减少或停止荤菜摄入，适当增加蔬菜的摄入。定期监测血糖、糖化血红蛋白，每晚自测体重，根据血糖、体重变化评价药物及饮食摄入是否合适。还需要从烹调方式入手，选择合理的烹调方式，如蔬菜可以采取生食、凉拌、蒸煮等方式烹制，以控制总热量。

（2）少量多餐　改善消渴期患者饥饿感的方法，除了选择适合的食品之外，调整饮食习惯也有利于饥饿感的降低。例如，可以采取少量多餐的方式，除正餐一日三餐的主食匀出一小部分，在上午十点和下午三点作为加餐食用，或者选用蔬菜、鸡蛋清、脱脂牛奶等作为加餐食物；每次进食的速度放慢，细嚼慢咽，既便于控制食量，又利于增加饱腹感；减少辛辣、刺激的食物，以降低食欲。

国医大师朱良春主张采用少量多餐法（食量以食后舒适为度）进行糖尿病食疗。主张多吃荞麦面，甚至午餐、晚餐均可作为主食。经常以苦瓜、蚌肉佐餐。

2. 运动适当

运动对糖尿病患者的健康长寿起着特别重要的作用。通过适当运动，疏通经络、调和气血、强筋壮骨，降低血糖、血脂、血黏度，软化血管，并可调整因血糖高引起的蛋白、脂肪等代谢紊乱，减轻胰岛素抵抗。应根据基础活动量和喜欢的活动方式，来决定患者自己的运动方式和运动量，特别应注意要循序渐进。活动是否适当，要以患者自己的感受和是否有利于五项指标（血糖、血脂、血压、体重、症状）的改善为标准。糖尿病运动遵循的原则有二：

（1）准备充分，循序渐进 糖尿病患者在运动前应先到医院进行咨询和必要的检查，包括血糖监测、尿常规、血压、心电图、肝功能、肾功能、血脂等。这些检查结果关系到能不能运动、怎样运动等一系列问题。

根据检查结果可以运动，患者可以合理规划自己的运动强度。一般来说，可以用心率反映人体在运动时的运动强度。运动中的适宜心率=安静心率+安静心率×（50%～70%）。更简单的方法就是用170减去年龄作为运动中的适宜心率。通常心率和脉率是一致的，患者应学会自己测量脉搏。运动后即刻的脉率可作为运动强度是否适宜的指标。如果脉率超过指标，说明运动强度太大，心脏负荷过重，对身体有害；如果脉率达不到指标，说明运动强度过小，达不到预期效果。

运动时间：争取每天保证30～60分钟。运动时间可以分为3～6节，每节为5～15分钟。

运动强度：运动强度应由小变大，由少变多，循序渐进，量力而行。

总之，糖尿病患者要规律锻炼，持之以恒。

（2）有氧运动，方式多样 糖尿病患者的运动方式以有氧运动为主（也称耐力运动），可以增强呼吸、心血管功能，改善新陈代谢，纠正血糖和血脂代谢紊乱。

每个人必须根据自己的实际情况选择适合自己的运动方式、运动量和运动时间。

强力运动：如快走、跑步、球类、快速起蹲等运动，可根据个人喜好量力选择。适当的强力运动能够强筋壮骨，降低体重，降低血脂和血糖，提高健康水平。但已经有内脏重要器官疾病者不宜。

轻缓运动：如调息运动、意念运动、缓慢起蹲运动、自我按摩、八段锦、五禽戏、太极拳、缓慢跳舞。双手十指交叉握拳活动，足趾运动，手腕、足腕活动，伸展活动，挺胸、收腹活动等。

二、养生保健方法

1. 生活起居养生法

（1）戒烟限酒 烟龄长者，应逐步减少抽烟量，一天最多不超过 5 支，超过 5 支危害就明显增加。饮酒，应该越少越好，已有饮酒习惯者，应仔细评估心血管病的总体危险度，限量饮酒，建议男性饮酒的酒量应少于每天 20～30g（约合 40 度白酒一两），女性则应少于每天 10～15g（约合 40 度白酒半两）。

（2）调整生活习惯 重视良好的生活习惯与疾病防治关系，充分认识管住嘴、迈开腿对糖尿病诊疗的重要性。从某种意义上说，良好的生活习惯对糖尿病患者的治疗，较之药物更为重要。患者不控制食量，不调整饮食结构，不增加运动以消耗血糖，则药物很难奏效。轻型的糖尿病患者通过调整饮食结构，增强运动锻炼，就可以不用降糖药，维持血糖的正常水平。

（3）细嚼慢咽 多数名老中医认为细嚼慢咽可以降血脂、降血糖，防止糖尿病，且可以延缓大脑退化。平时饮食清淡，不食上火、过咸的食物。控制食量，寒温适中，饮食平衡，营养全面。吃饭要细嚼慢咽以养脾胃。

（4）远房室 糖尿病患者要远房帏，以护肾保精，颐养天年。

2. 食疗养生法

（1）荞麦

组成：苦荞麦。

制作：做成荞米饭、荞米粥和荞麦片，或磨成荞麦粉。荞麦粉则与其他面粉一样，可制成面条、烙饼等多种食品日常食用。

功效：改善糖尿病饥饿症状。

适应证：糖尿病消食易饥者。

（2）小米

组成：小米适量。

制作：小米可做成粥或窝头、面饼等食用。注意制作过程中尽量减少油脂的加入。

功效：解饥通便，清热泻火。

适应证：用于糖尿病心脾有热，胃肠热结。

（3）玉米

组成：玉米适量。

制作：玉米磨面，做成粥或窝头、面饼等食用，或熬粥。注意制作过程中尽量减少油脂的加入。

功效：解饥通便，清热泻火。

适应证：用于糖尿病心脾有热，胃肠热结。

（4）白菜

组成：白菜适量。

制作：吃法多种多样，凉拌、清炒、炖煮均可。消渴期患者每次进餐前先吃一碗白菜，然后再进正餐，或是以白菜作为加餐的食物，都非常合适。

功效：改善糖尿病饥饿症状。

适应证：糖尿病消食易饥者。

（5）绿豆芽

组成：绿豆芽适量。

制作：将绿豆芽用开水焯后，加酱油、醋凉拌而食，醒酒解毒功效颇佳。也可将粉丝煮熟，加少许米醋、精盐、味精、香油等佐料，与绿豆芽各半凉拌食用。

功效：醒酒解毒。

适应证：适用于糖尿病酒毒内伤证。

（6）萝卜

组成：白萝卜、水萝卜、青萝卜均可。

制作：无论是生食，或是作为凉拌菜，或清炒、炖汤等，均有理气去滞之功。或是用萝卜做馅，包饺子、包包子、做点心，下面条或同粥一起食用。

功效：行气解郁，清热生津。

适应证：用于糖尿病气郁化热证。

（7）苦瓜

组成：新鲜苦瓜适量。

制作：做菜食。

功效：降血糖。

适应证：糖尿病患者。

（8）山药

组成：山药适量。

制作：熬粥或蒸熟食用，1 日 1 次。

功效：降血糖。

适应证：糖尿病患者。

（9）南瓜

组成：南瓜适量。

制作：蒸、煮食。

功效：降血糖。

适应证：糖尿病患者。

（10）银耳

组成：银耳适量。

制作：做成羹汤。

功效：滋补肝肾，养阴润燥。

适应证：用于肝肾阴虚型糖尿病。

（11）芹菜

组成：芹菜适量。

制作：做成菜品或做饺子馅。

功效：滋补肝肾，养阴润燥。

适应证：用于肝肾阴虚型糖尿病。

（12）韭菜

组成：韭菜适量。

制作：做成菜品或做饺子馅。

功效：温补脾肾。

适应证：用于脾肾阳虚型糖尿病。

（13）蒜苗

组成：蒜苗适量。

制作：做成菜品。

功效：温补脾肾。

适应证：用于脾肾阳虚型糖尿病。

（14）蔬菜团子

组成：芹菜、菠菜、苦瓜、胡萝卜、水萝卜、白萝卜等。

制作：上述蔬菜，选择 2～3 种，或蒸或煮，可做成菜团子，也可做馅包饺子。

功效：解饥通便，清热泻火。

适应证：用于糖尿病心脾有热，胃肠热结。

（15）雪梨

组成：雪梨，或鸭梨。

制作：生吃。

功效：清热生津。

适应证：糖尿病口渴。

（16）牛奶

组成：鲜牛奶适量。

制作：将牛奶做成各种花样或添加在自己喜欢的食物中食用。

功效：益气健脾，养阴生津。

适应证：适用于气阴两虚型糖尿病。

（17）牛初乳

组成：牛初乳适量。

制作：宜冷藏保存。生食为好，不宜过量。

功效：作为保健食品，以提高免疫力，预防感染，增强体质。

适应证：糖尿病免疫力低下。

（18）醋

组成：米醋适量，白萝卜、鲜藕等。

制作：如醋拌白萝卜丝，白萝卜生用切丝，再加少许盐、鸡精、糖调味即可；或醋拌藕丁，将鲜藕切成丁状，入沸水焯过，加入食醋、盐、糖等调味品即可。食醋本身有一定的解酒功能。因此，多食用醋拌菜，还可以边吃菜，边呷1～2口醋。

功效：解酒，改善酒毒内伤的症状。

适应证：糖尿病酒毒内伤证。

（19）糖尿病食疗

国医大师朱良春以腰花、山药、枸杞子作为糖尿病食疗之品。国医大师班秀文常用鲜山药、鲜莲子肉、鲜丝瓜络、枸杞子、百合等作糖尿病食疗之品。

3. 药膳养生法

糖尿病的饮食除了坚持合理饮食、平衡营养和控制热量的原则外，还应该根据不同的证候、不同的体质来选择一些具有生津、滋阴、消脂、泻浊、化痰、祛瘀等功效的食物或药物，代茶饮用或作为粥、菜等食用。

（1）药茶

🖉 冬瓜茶

组成：冬瓜（或冬瓜瓤），水。

制作：将冬瓜 50g 去瓤，连皮洗净，切成薄片，入锅加水 200ml，煮约 10 分钟，去冬瓜取汤汁代茶饮服。或将冬瓜瓤晒干保存，每日取 20～30g 水煎代茶饮，经常饮用。

功效：生津止渴、利水消脂。

适应证：糖尿病口渴者。

📝 银花蒲公英茶

组成：金银花、蒲公英。

制作：蒲公英 20g，金银花 15g，沸水 1000ml 冲泡，待凉后分次代茶饮。每次 200ml 左右，每日 3～4 次。

功效：清热解毒。

适应证：用于糖尿病热毒所伤证，痈肿初起尤宜。

📝 荷叶山楂茶

组成：取 1/5～1/4 片荷叶，撕成小片，生山楂 5 枚。

制作：置入茶杯，用热水冲泡 5～6 分钟，即可饮用。每日饮用 3～4 杯。

功效：消脂减重，头目清爽。

适应证：糖尿病初中期。

📝 决明枸杞子茶

组成：决明子炒黄，每次取 20g，枸杞子 10g。

制作：冲泡代茶饮，每日 2 次。

功效：清肝明目，利水通便。

适应证：糖尿病初中期腹胀不适、大便不畅或眼干昏花。

📝 山楂橘皮饮

组成：生山楂 500g，干荷叶 200g，橘皮 200g，薏苡仁 100g（炒黄）。

制作：以上几味加工粉碎后，低温干燥保存。每日取 50g 左右，沸水冲泡，代茶饮，茶淡为度。

功效：行气健胃，化瘀祛湿。

适应证：糖尿病初中期体形偏胖、食欲减退、头目昏沉。

📝 菊楂决明散

组成：山楂片 15g，白菊花 10g，炒决明子 15g。

制作：沸水冲泡，代茶饮。

功效：补肝明目、行气消食、润肠通便。

适应证：适用于糖尿病、高血压、冠心病患者。

葛根枳壳茶

组成：葛根 5g，枳壳 3g，绿茶 1g。

制作：将原料混合后，用沸水冲泡，加盖闷 5 分钟即成。每日 1 剂，可多次泡饮。

功效：清热生津，理气通便。

适应证：适用于糖尿病中期心脾有热、大便秘结者。

经验方

组成：鲜白茅根、鲜荷叶、鲜葛根。

制作：煎水当茶，频频饮服。

功效：清热生津。

适应证：糖尿病口渴发热者。

（2）药粥

冬瓜粥

组成：冬瓜 60g，大米 30g。

制作：先将冬瓜去瓤连皮洗净，切成小块状，大米淘洗干净，同放入锅中加水 1000ml，先武火煮沸，后文火慢煮，至瓜烂米熟粥稠即可。经常食用。

功效：生津止渴、清热利尿。

适应证：糖尿病口渴者。

山药粥

组成：生山药 60g，大米 60g。

制作：先煮米为粥，再加入山药，煮至烂熟即可。

功效：改善糖尿病乏力的症状。

适应证：糖尿病中期乏力慵懒者。

党参红枣粥

组成：党参、红枣、粳米适量。

制作：煲粥。

功效：益气健脾，可以有效地改善乏力症状。

适应证：糖尿病中期乏力慵懒者。

📝 银耳菠菜粥

组成：鲜菠菜根 150～200g，银耳 20g。

制作：同煮至银耳熟烂，饮汤食银耳。

功效：滋阴通便。

适应证：糖尿病大便干结者。

📝 白萝卜粥

组成：白萝卜、大米、生姜适量。

制作：熬粥。

功效：消食化痰。

适应证：糖尿病食积痰热证。

按：白萝卜能利气消胀，尤其适合具有脘腹胀闷、大便不爽等症状的患者。食积痰热患者，适合进食清淡、容易消化的食物。白米粥擅长补益胃气，稍加少许生姜、花椒同煮，更有助于醒脾开胃，消食化滞。

📝 小米绿豆白萝卜粥

组成：小米 50g，绿豆 20g，白萝卜 50g。

制作：先将绿豆浸泡 2 小时左右，再与小米同煮，水开后加入白萝卜，煮至粥稠、萝卜软烂即可。

功效：清热生津。

适应证：糖尿病肺胃实热证。

📝 银花绿豆粥

组成：绿豆 50g，金银花 50g，粳米 50g。

制作：先将绿豆浸泡 3～4 小时，金银花加水煎汁，去渣后与淘洗干净的粳米、绿豆一同煮粥食用。

功效：清热解毒。

适应证：适用于糖尿病热毒所伤证。

📝 甘草绿豆粥

组成：生甘草 20g，绿豆 20g，赤小豆 20g，粳米 50g。

制作：绿豆浸泡半日，赤小豆水浸 2 小时，生甘草水煎取汁，三者与粳米同煮为粥。

功效：清热解毒。

适应证：适用于糖尿病热毒所伤证。

📝 生地粥

组成：鲜生地黄 150g，粳米 50g。

制作：鲜生地黄 150g，洗净后榨汁；煮粳米 50g 为粥，再加入榨好的生地汁，煮开后即可食用。

功效：清热凉血，养阴生津。

适应证：适用于糖尿病阴伤燥热证。

📝 胡萝卜粥

组成：胡萝卜、大米适量。

制作：把适量的胡萝卜洗净切碎，加米一同煮粥。

功效：滋阴润燥。

适应证：适用于糖尿病阴伤燥热证。

📝 梨粥

组成：梨、大米适量。

制作：用梨煮粥。

功效：滋阴润燥。

适应证：适用于糖尿病阴伤燥热证。

按：梨的不同食用方法可以产生不同的功效。吃生梨能明显解除上呼吸道感染患者所出现的咽喉干、痒、痛，声音哑以及便秘，尿赤等症状。将梨榨成梨汁，或加胖大海、冬瓜子少许，煮饮，对体质火旺、喉咽干涩、声音不扬者，具有滋润喉头、补充津液的功效。把梨蒸熟，蒸梨可以起到滋阴润肺、止咳祛痰的作用。

📝 山楂粥

组成：生山楂 30g，粳米 100g，白砂糖 5g。

制作：将山楂煮水后取汁适量，加入粳米煮粥，待熟时加入白砂糖煮沸即成。

功效：健脾消食、利湿祛浊。

适应证：适用于肉食过多而食积不化、胃脘饱胀、嗳腐吞酸。

决明枸杞子粥

组成：决明子 10g，枸杞子 10g，大米 60g，冰糖 5g。

制作：先将决明子加水煎煮取汁适量，然后用其汁和枸杞子、大米同煮，成粥后加入冰糖即成。

功效：养肝明目通便。

适应证：适用于糖尿病目珠红赤、视物昏花、大便不通等患者。

荷叶菊花粥

组成：粳米 100g，荷叶 30g，菊花 10g，冰糖适量。

制作：荷叶洗净，粳米淘洗干净，用冷水浸泡半小时，加菊花、水熬制成粥。粥熟后趁热将荷叶撕碎覆盖粥面上，待粥呈淡绿色取出荷叶，加冰糖搅匀，即可食用。

功效：养肝健脾、利湿祛浊。

适应证：适用于糖尿病初中期患者。

薏苡仁绿豆粥

组成：大米、绿豆、薏苡仁各 1/3。

制作：将食材洗净，绿豆、薏苡仁可以先用凉水浸泡 4～5 小时。加水熬粥食用。

功效：清热利湿、补肺健脾。

适应证：适用于糖尿病初中期患者。

天花粉粥

组成：天花粉 30g，粳米 50g。

制作：天花粉用温水浸泡 2 小时，加水 200ml，煎煮至 100ml，加入粳米煮粥食用。

功效：生津止渴

适应证：糖尿病消渴期口干症状效果明显。

山药粥

组成：山药、大米适量。

制作：熬粥。

功效：益气健脾，养阴生津。

适应证：适用于气阴两虚型糖尿病。

薏苡仁粥

组成：薏苡仁、大米适量。

制作：熬粥。

功效：健脾利湿，清泄湿热。

适应证：糖尿病脾胃湿热证。

山药薏仁米粥

组成：山药、薏苡仁、大米适量。

制作：熬粥。

功效：补益脾胃，养肺滋肾。

适应证：糖尿病口渴易饥者。

豇豆饭（粥）

组成：豇豆、大米适量。

制作：做成豇豆饭，或豇豆粥。

功效：益气健脾，养阴生津。

适应证：适用于气阴两虚型糖尿病。

葛根粥

组成：葛根粉 100g，小米 50g。

制作：先将小米洗净，加水熬成粥，然后加入用纯净水调匀的葛根粉，边加边搅拌，煮沸即成。

功效：清热生津。

适应证：适用于糖尿病中期心脾有热、大便秘结者。

小麦麸粥

组成：小麦麸、大米适量。

制作：熬粥。

功效：降血糖。

适应证：用于糖尿病心烦者。

（3）药羹

📝 山药浆

组成：生山药适量。

制作：将新鲜山药去皮洗净，切成小块，入豆浆机磨煮成糊状即可。

功效：改善糖尿病乏力的症状。

适应证：糖尿病中期乏力慵懒者。

📝 白萝卜汁

组成：白萝卜。

制作：将整个萝卜连皮磨碎并榨成汁服用，每日 50ml，每天 3 次；或在烹调食物时以此代替开水，增加食用量。

功效：止渴消胀，消食通便。

适应证：糖尿病大便干结者。

📝 海带萝卜汤

组成：海带 50g，白萝卜 200g。

制作：海带切丝，白萝卜切成块状，沸水煮熟，加少量鸡精、食盐、香油调味即可。

功效：理气化痰。

适应证：用于糖尿病肺胃实热证。

📝 菠菜银耳汤

组成：菠菜根 100g，银耳 10g。

制作：菠菜根洗净，银耳泡发，共煎汤服食。每日 1～2 次，佐餐食用。可连服 3～4 周。

功效：滋阴润燥，生津止渴。

适应证：适用于糖尿病阴伤燥热证。

雪红汤

组成：山楂 60g，荸荠 300g。

制作：同煮，果肉烂熟即可。此汤简便易做，汤色微红，荸荠雪白，口感微酸。

功效：开胃消食、清肝化滞。

适应证：糖尿病中期纳呆腹胀、容易急躁烦乱者。

西红柿紫菜汤

组成：西红柿 1～2 个，紫菜若干。

制作：紫菜泡洗，西红柿切片，沸水煮开，加少量鸡精、食盐、香油调味，即可食用。

功效：生津止渴、健胃消食。

适应证：糖尿病中期纳呆口渴者。

黑木耳白菜汤

组成：黑木耳 50g，白菜 200g。

制作：黑木耳凉水泡发，白菜洗净，均切成小片状。水开后先煮黑木耳 3 分钟，再加入白菜煮至菜叶变色，加少量鸡精、食盐、酱油调味即可。

功效：滋补清养、通便祛浊。

适应证：糖尿病中期患者。

按：除以上几种，丝瓜、冬瓜、豆腐等均为适合做汤的食材。根据个人喜好，可以随意搭配食用。

蚌肉炖汤

组成：蚌肉、水。

制作：炖汤。

功效：润燥滋阴。

适应证：糖尿病阴虚燥热证。

荸荠百合羹

组成：荸荠 30g，百合 3g，梨 1 个，冰糖 5g。

制作：将荸荠洗净去皮捣烂，梨洗净连皮切碎去核，百合洗净，三者混合，加水煎煮至熟烂汤稠放入冰糖。每日 1 次，温热服用。

功效：清热生津。

适应证：糖尿病肺胃实热证。

🖉 猪胰煲山药

组成：猪胰脏 1 个，山药适量。

制作：煲汤。

功效：健脾益精。

适应证：糖尿病预防。

（4）药菜

🖉 西红柿炒山药

组成：西红柿、山药适量。

制作：将山药去皮洗净切片，西红柿切块。锅内倒入适量植物油，烧开后放入葱花爆锅，将切好的西红柿倒入锅内煸炒，炒至西红柿成浆状，加入切好的山药片煸炒片刻，加入适量的水，盖上锅盖稍煮片刻，调味即可。

功效：益气健脾。

适应证：糖尿病中期乏力慵懒者。

🖉 凉拌菠菜

组成：新鲜菠菜 200g。

制作：菠菜洗净，整根放在沸水中烫 4 分钟左右捞出，放凉后用少许盐、香油调拌食用，每天一次即可。

功效：通便除滞。

适应证：糖尿病大便干结者。

🖉 苦瓜

组成：苦瓜适量。

制作：清炒或凉拌苦瓜，尽量少油；或将苦瓜切片水煮，每次饮汤 50～100g。

功效：味苦性寒，具有清热解毒功效。

适应证：糖尿病脾胃湿热证。

📝 海蜇拌香芹

组成：海蜇皮 100g，芹菜 50g，盐、麻油、醋适量。

制作：将海蜇皮切丝，芹菜洗净，水焯后切丝。将海蜇皮、芹菜放盘中，加入麻油、醋、少量盐拌匀即食。

功效：滋阴、平肝、清热。

适应证：用于糖尿病气郁化热证。

📝 绿豆芽拌粉丝

组成：粉丝、绿豆按照 1：2 比例，适量。

制作：水焯后，凉拌食用。

功效：清热解郁。

适应证：用于糖尿病气郁化热证。

4. 药物养生法

📝 山楂

组成：生山楂，或干山楂，适量。

制作：嚼食生山楂或以山楂泡水代茶饮，都有利于改善症状。可单用，或与决明子同用。

功效：开胃消食，活血化瘀，降血脂，擅消肉食。

适应证：用于糖尿病食积痰热证。

按：山楂，酸、甘，性微温，入脾、胃、肝经。《本草新编》谓："伤诸肉者，必用之药也，佐使实良。"研究表明山楂含有丰富的有机酸、果胶和维生素 C，具有降血脂、清除自由基等有益作用。脾瘅中期患者症见过食肥甘、食欲不振，或体形肥胖、时时腹胀不适等症状时，食用山楂尤宜。

📝 决明子

组成：决明子适量。

制作：可与山楂泡水代茶饮。

功效：清肝、明目、通便。

适应证：具有血脂紊乱、脂肪肝伴便秘或视物昏花症状的糖尿病初中期人群。

按：决明子，味甘、苦、咸，性微寒。归肝、大肠经。《本草备要》："治一切目疾，故有决明之名。"药理研究显示决明子兼具降压、降脂、抑制血管粥样硬化等作用。

📝 荷叶

组成：新鲜荷叶，或干荷叶适量。

制作：可与决明子、山楂同用，增强消脂利湿作用。

功效：清暑利湿、升阳发散、祛瘀止血。

适应证：具有血脂紊乱、脂肪肝伴便秘或视物昏花症状的糖尿病初中期人群。

按：荷叶，味苦涩、微咸，性辛凉。明代医书中有"荷叶减肥，令人瘦劣"之记载，荷叶是药食两用的食物。荷叶中富含的黄酮类物质，是大多数氧自由基的清除剂。另外，其富含的生物碱，具有明显的降血脂、抗病毒等功效。

📝 菊花

组成：菊花适量。

制作：可单用泡茶，或根据是否具有胸膈满闷、纳食不香或便秘等症状，可酌情配合山楂、决明子等。

功效：疏散风热、平肝明目、清热解毒。

适应证：糖尿病动脉硬化、血脂紊乱患者，伴见双目干涩、视物昏花、头晕等症状。

按：菊花，味甘、苦，性微寒。归肺、肝经。以白菊花平肝滋阴效果最佳，又称之为"甘菊花"。《本草新编》谓："甘菊花，气味轻清，功亦甚缓，必宜久服始效。"菊花含有丰富的维生素A，是维护眼睛健康的重要物质。

📝 枸杞子

组成：枸杞子适量。

制作：泡茶常服。饮茶完毕，可将枸杞子嚼服，以充分利用药物。也可做成粥、羹。

功效: 滋补肝肾、明目、润肺。

适应证: 糖尿病肝肾亏虚证。

按: 枸杞子,味甘,性平,归肝、肾、肺经。李时珍谓之"甘平而润,性滋而补,能补肾润肺,生精益气。"现代研究表明,枸杞子具有提高机体免疫力、抗衰老的作用,对脂肪肝和糖尿病患者具有一定的疗效。

李佩文认为中医称的消渴与糖尿病有相似之处,但枸杞子含糖量较高,每 100g 含糖 19.3g,故对于糖尿病患者,枸杞子用量应权衡利弊,仔细斟酌。应用枸杞子前后均应检查血糖,不可过多应用枸杞子而引起血糖升高。

橘皮

组成: 橘皮适量。

制作: 在烹调中多用于炸、烧、炖、炒等方法的动物性菜肴,作为菜肴调味配料,起到除异味、增香、提鲜、解腻的功效。如陈皮羊肉、陈皮全鸭等。

功效: 理气和中、燥湿化痰、利水通便。

适应证: 糖尿病痰湿壅盛证。

按: 味辛、苦,性温,归脾、胃、肺经。气香宣散,可升可降。金代著名医家李杲盛赞之:"人以脾胃为主,而治病以调气为先,如欲调气健脾者,橘皮之功居其首焉。"

薏苡仁

组成: 薏苡仁适量,大米适量。

制作: 煮粥。

功效: 补益胃气,舒筋除湿,通降湿热,久服轻身益气。

适应证: 糖尿病痰湿壅盛证。

按: 薏苡仁,味甘淡,性凉,归脾、胃、肺经。品性冲和,质类米谷,又体重力厚。薏苡仁含有多种维生素和矿物质,如含有丰富的维生素 B1、维生素 E 等,能促进新陈代谢和减少胃肠负担,是久负盛名的美容食品,具有"生命健康之禾"的美誉。药理研究证实薏苡仁还有防癌作用,在日本被列为"防癌食品"之一。不论用于滋补还是用于医疗,都非常适宜。

葛花

组成：葛花适量。

制作：单用葛花 10g，或葛花、酸枣各半，沸水冲泡，代茶饮。

功效：解酒清热。

适应证：适用于糖尿病酒毒内伤证。

白菊花

组成：白菊花适量。

制作：泡茶饮。

功效：滋补肝肾，养阴润燥。

适应证：用于肝肾阴虚型糖尿病。

黄精

组成：黄精适量。

制作：将黄精根茎锉细，先用水浸去苦汁，九蒸九晒，每日服食。或将黄精阴干捣末，每日水调服若干。

功效：补气养阴，健脾润肺。

适应证：治肺痨久咳、动脉粥样硬化及老年人糖尿病虚弱等。

熟地

组成：熟地适量。

制作：服食地黄，将地黄根洗净，捣绞汁，煎浓，加白蜜再煎，煎成稠浓，为丸如梧桐子大。每晨温酒吞服三十粒。

功效：强心、止血、利尿、降糖、保肝等作用，长于补血。

适应证：糖尿病、头眩、心悸、崩漏等。

小茴香

组成：小茴香适量。

制作：做调料。

功效：温补脾肾。

适应证：用于脾肾阳虚型糖尿病。

📝 蜂王浆

蜂王浆具有如下功效：其一，具有辅助降糖作用，含有的胰岛素样肽类是治疗糖尿病的特效药物。其二，具有抗氧化功效，此作用对细胞的修复以及再生具有很强的作用。其三，可降低血脂，蜂王浆含有人体必需的维生素达 10 种以上，能平衡脂肪代谢和糖代谢，可降低肥胖者的高血脂和高血糖，非常适合肥胖型糖尿病患者。其四，可控制血管扩张、降低血压，蜂王浆含有 10-羟基-癸烯酸（王浆酸）以及王浆主要蛋白-1。

📝 西洋参

西洋参能益气生津，非常适合作为糖尿病气阴两虚型的保健品。

📝 牛初乳

牛初乳作为保健食品，可提高免疫力，预防感染，增强体质。

在糖尿病的饮食养生中，除了选用特殊的饮食药膳方外，饮食结构、饮食习惯的调整对于控制血糖也非常重要。

5. 运动养生法

（1）糖尿病保健操（吕仁和创编） 国医大师吕仁和对糖尿病的运动疗法深有研究，多有创获，他自编了一套糖尿病保健操。全套保健操的操作要领和作用如下：

📝 送气清脑

动作要领：正坐或正立均可。两臂向两侧水平伸出，手心向上，两手心（劳宫穴）开放随着鼻部吸气，劳宫穴也吸入清凉之气，同时两臂上移至头顶百会穴，五指并拢、掌心空虚，随着呼气将劳宫穴吸入的清凉之气从五指向百会穴送去，此时头脑有一种轻松、清爽的感觉，当呼气已尽，两臂自然放下，反复 2～3 次。

劳宫穴：在手掌心当第 2、3 掌骨之间偏于第三掌骨，握拳屈指时中指尖处。

百会穴：在头部当前发际正中直上 5 寸，或两耳尖连线的中点处。

作用：工作疲劳、头脑不清爽时可做此操，可使头部轻松、神清目明。

适宜人群：糖尿病初期患者。

头手对抗

动作要领：正坐或正立均可，两臂向两侧水平伸出，五指分开在头顶进行交叉于头枕部，感到全身已放松时，头部轻轻向后用力，两手轻轻向前用力形成一种轻微、缓慢的对抗力量，心中可默念1，2，3，…，100。

作用：当伏案工作、看书1～2小时后可做此操，可放松颈部肌肉，改善脑部、五官、颈部、甲状腺、咽喉部的血液循环，防治颈椎病，可使气血流通顺畅。

适宜人群：糖尿病初期患者。

盘腿摇摆

动作要领：在椅子上坐定后自然将左腿盘到右腿上，左右腿反复交替进行。也可有频率地抖动脚踝，也可前后摇摆做弯腰运动。

作用：久坐会影响下肢血液循环和气血的流畅，有人甚至会出现静脉曲张。此操有利于改善下肢和腰背部血液循环。优点是在椅子上运动既不影响工作，也方便易行。

适宜人群：糖尿病初期患者。

伸伸懒腰

动作要领：正坐或正立均可，两臂向两侧自然伸展，分开在头顶进行交叉、上翻，眼睛盯着手部，坚持1～2分钟，可反复数次。

作用：工作紧张、久坐劳累时，全身肌肉紧张，特别是腰背、胸腹部感到沉重、疲劳。此操可使全身各部肌肉放松，消除疲劳感。

适宜人群：糖尿病初期患者。

下蹲放松

动作要领：双脚自然分开站立，双手搭在大腿上整体下蹲，坚持1分钟，起立动作宜舒缓，反复5～10次。循序渐进由轻到重、由少到多、由慢到快。

注意：若腿部沉重疼痛者，宜先做下肢动、静脉检查是否有血栓形成，已有血栓者不宜做此运动。

作用：该功法简单、省时，随时随地就可以做，它实际上是一个全身性的大运动，五脏六腑、筋、脉、肌、骨无处不动。既能锻炼四肢肌肉，起到健脾功效；又能锻炼全身筋骨和腰膝，有益于"肝肾"；还能疏肝利胆、通利肠胃、舒畅三焦，防止高血脂、脂肪肝、动脉硬化、高血压，保护心、脑。

适宜人群：糖尿病初期患者。

✐ 叩打肩井增气力

动作要领：左手握拳叩打右侧肩井穴，右手握拳叩打左侧肩井穴，两侧交替进行。力度由轻到重。速度可快可慢，一般左右各叩打 26 次即可，以舒适为度。

肩井穴：位于肩上，前直乳中线，正当大椎穴与肩峰端连线的中点上，也就是乳头正上方与肩线交接处。它是手少阳三焦经、足少阳胆经、阳维经三经之交会穴。

作用："少阳经通，一身轻松。"阳维经是阳气维护人体体表的经络，阳维经通则耐热也耐冷，因为阳维经除维护肌表外，还能调节肌表功能。人体遇冷时它使肌表收缩保暖防冷；遇热时它使肌表疏松散热、出汗，使热外散而防止身热。

足少阳胆经通畅，两侧的组织器官轻松，《内经》曰："胆者中正之官，决断出焉。三焦者，决渎之官，水道出焉。"手少阳三焦经通畅，则气道通、水道利，一身轻松，可以缓解疲乏。所以，交替叩打肩井穴就能通达三焦，增强体力。

适宜人群：糖尿病初中期患者。

✐ 叩打膻中增免疫

动作要领：左手握拳叩打前胸两乳之间的膻中穴，右手握拳叩打与膻中相对应的至阳穴（在背部），左右手交替进行，由轻到重，可快可慢。前后各叩打 26～52 次。

膻中穴：位于胸部的前正中线上平第 4 肋间，两乳头连线的中点，也就是人体胸部的正中线上。

至阳穴：位居背部，当后正中线上第七胸椎棘突下凹陷中，两边有膈俞穴和膈关穴。

作用：膻中穴位居人体胸腺的位置。中医讲此处是"宗气"（宗气是由先天肾产生的元气、后天脾胃产生的水谷之气加上肺吸入的天元之气，三气相合而成，此气流于血脉，灌注全身滋润各组织器官）的发源地，可见对人体免疫力的提高和促进健康有重要作用。

叩打两穴可宽胸理气、畅通输送宗气的经脉，可提高机体的生机和活力，促进代谢，增加人体免疫力，保护心肺和肝胆。在叩打至阳穴的同时，常常要连带上膈俞和膈关二穴，此三穴可使横膈通利、胸背胁部舒畅。针灸大师杨甲三教授说："此三穴合作有行气活血、通经活络的作用，不仅有利于胸背两胁的疾病治疗，而且有提高全身免疫功能，预防疾病的作用。"

适宜人群：糖尿病初中期患者。

📝 叩打丹田增体力

动作要领：左右手握拳交替叩打前、后丹田穴。前后各叩打 26～52 次，力量由轻到重，速度可快可慢。

作用：做此运动可大补元气，通利冲、任、督、带等血脉，促进腰腹部气血流畅。可强壮泌尿生殖、胃肠功能，提高全身免疫力，增加活力，消除疲劳。

适宜人群：糖尿病初中期患者。

📝 搓揉两膝治膝疼

动作要领：正坐位，两膝部可有单衣，最好不隔衣，用两手转着圈搓揉 100 次以上，以有温热感为度。

作用：俗话说"人老腿先老"，腿病多在膝。两膝关节是人体足三阳经、阴维、阳维、阴跷、阳跷经脉上下通行的关道。劳累、活动后或感受风寒湿邪，最易使关道闭塞不畅，从而影响诸多经脉的通行。不通则痛，关节有病，轻则酸痛，活动后减轻；重则胀痛、肿痛、变形，影响行走。每日搓揉几次则可祛风散寒利湿、通经活络、行气活血、疏通关道，帮助诸经脉通行，可防治膝关节疼痛以及减轻骨质疏松和增生。

适宜人群：糖尿病中期患者。

推揉马面经解疲劳

动作要领：正坐，用两手掌推揉马面经（大腿前面和两侧面前形似"马面"），各推揉 100 次以上，以有温热感为度。

作用：马面经正中是足阳明胃经，其内侧是足太阴脾经，再内一点是足厥阴肝经，其外侧是足少阳胆经，其前面有阴维、阴跷脉相伴。人之下肢轻健有力、耐劳，多由此处主宰。若过度劳累得不到休息，可致经络不活、气血不畅，所行经脉疲惫，则觉疲乏无力、两下肢沉重、不愿意行动。推揉本经可疏经活血、通经活络，从而保证下肢氧气和养料的供给，清除废气和废料，并可使诸经脉通畅，下肢轻快，缓解疲劳。

适宜人群：糖尿病中期患者。

两腿互助利全身

动作要领：平躺位，两手十指交叉放在枕部，使全身放松。选用委阳、合阳、承山三穴为中心交替揉搓或敲打，分一、二、三节做：

第一节：选委阳穴，部位在腘横纹外侧端，当股二头肌肌腱的内侧。在合阳穴外前方、阳陵泉穴后方、足少阳胆经和足太阳膀胱经中间。

右腿呈屈膝位，左小腿搭在右膝上，用左小腿上外侧与右膝外上方搓揉 26～120 次，感觉累了，换左腿成屈膝位，右小腿搭在左膝上，如上法在左膝外上方搓揉 26～120 次，如此交换则可。初做时不能太多，否则容易疲乏，影响以后锻炼的兴趣。

第二节：选合阳穴，部位在小腿后面，当委中与承山的连线上，委中下 2 寸。

右腿成屈膝位，左小腿搭在右膝上，用左小腿上下运动，轻轻揉搓或敲打右膝顶部，先轻、慢、少，当感觉很好时，可重、快、多，但不能太疼，疼了或累了与对侧交换做，累了把两腿放平休息。

第三节：选承山穴，部位在小腿后面正中，委中与昆仑之间，当伸直小腿或足跟上提时，腓肠肌肌腹下出现尖角凹陷处。

右腿呈屈膝位，左小腿搭在右膝上，用左小腿的承山穴在右膝顶部轻轻揉搓或敲打 26～120 次，感觉累了交换做，累了把两腿放平休息。

作用：第一节做完后，可使两侧胸胁腹部感到轻松，有痰可利，有滞能行，有胀可解，甚至同侧眼、耳、口、鼻、头项部病变也能够减轻。

第二节做完后，可使大腿后侧、臀、腰、背、颈、头后部的筋、脉、血脉通行，使其疼痛、酸胀逐渐减轻。

第三节做完后，可使第一节的作用加强，另外对小腿、脚部疼胀都有较好的效果。

最后两腿放平，双手臂自然放下休息，可使全身放松，深呼吸几次，会觉得全身舒服有劲。

适宜人群：糖尿病中期患者。

防治手臂麻疼的上肢运动

经常增加上肢和手指肌肉的活动，可疏经活络、行气活血，促进血液循环，使气血流畅。可缓解糖尿病患者手臂麻木疼痛的症状。

第一节，十指相叩运动：方法简单易行，次数可多可少，力度可轻可重，效果甚佳。双手十指交叉，进行相握、相叩、相拉运动。

手三阴经从胸腹走到手，手三阳经从手走到头。民间素有"十指连心"的说法，十指的运动不仅可以防治手指、上肢的麻疼，还能疏通胸腹、头面的经络，所以可对胸腹和头面部组织器官的相关疾病起到很好的防治作用。生活中不少长寿老人都经常做此运动。十指是络脉的末端，其大络、小络、浮络、孙络是气血流经难行之处，气血不易通行而容易留滞，一旦留滞则疼痛难忍，小滞则麻疼，大滞则胀疼、剧痛，所以经常做此运动对防范指肢病变极有好处。

第二节，手背手掌伸屈运动：先用力握拳，再伸直手掌及手指，作握拳、手指平伸的交替运动，以活动指间、掌指关节及肌肉，使其松解。本运动可配合十指相叩运动以提高疗效。

第三节，肩肘关节运动：将手掌向上，两臂平举，迅速握拳及屈曲肘部，努力使拳达肩部，再迅速伸掌和伸肘，然后两臂向两侧平举，如法反复3～5次。这样既可活动肘关节、小臂肌肉，也可活动手指、腕关节等。增加上肢和手指肌肉的活动，促进血液循环，可以预防和减轻糖尿病患者手臂麻木疼痛的症状。

第四节，按摩三阳三阴经运动：三阳三阴经指的是手臂外侧的手三阳经（手太阳小肠经、手阳明大肠经、手少阳三焦经）和手臂内侧的手三阴经（手少阴心经、手太阴肺经、手厥阴心包经）。

在温度适宜的场所，患者可以脱掉外套，用双手交替按摩手臂内侧和外侧的经脉循行部位。按摩时，先按手厥阴心包经，《内经》有"膻中（心包）者，臣使之官，喜乐出焉"，本经络通畅可宽胸理气、养心利肺，使心胸开阔、心情舒畅、脘腹气降、饮食改善。再按手少阳三焦经，《内经》有"三焦者，决渎之官，水道出焉"，人体水道通，小便利，废物清除，病邪外出，一身轻松。有咳嗽气短、痰喘不利者加按手太阴肺经；有头晕失眠、后鼻道胀痛者加按手少阴心经；有大便不畅或溏泄者加按手阳明大肠经；有消化吸收不良者加按手太阳小肠经。加按的经络也可顺经用捏揉手法治疗。

🖉 防治腰背疼痛的运动

此操能使胸、背、腰部肌肉紧张松解，对糖尿病患者出现的胸、背、腰部的劳损性疼痛有较好的防治作用。开始练习宜缓、宜慢、宜短、宜少，自觉胸、腹、腰、背部轻松为度，练习一段时间后可快、可缓、可急、可长、可短、可多、可少，以自觉舒适为好。注意此操需要配合呼吸，方能取得良好的效果。

第一节，站式运动

靠墙蹲坐运动：背靠墙站立，脚跟距离墙 30 厘米，在收紧腹肌的同时缓慢屈膝 45 度左右，向外呼气并心中默数 16 或 26 个数，自觉气已呼尽，正想吸气时，随着吸气缓慢回到站立姿势。如此重复做 5～10 次。

脚跟抬放运动：直立，将身体重量均匀地放在双脚上，慢慢地将脚后跟抬起、放下，抬起时吸气，双眼上视；放下时呼气，双眼平视或向下视，头部始终保持正直。重复做 10 次。

后抬腿运动：双手扶椅背，将一侧腿向后上抬起，膝关节不能弯曲，吸气同时头向后转，双眼注视脚跟方向，感觉气已吸够再缓慢返回，同时呼气，头眼转向前方平视。另一侧腿同理。每侧重复做 3～5 次。

叉腰挺胸运动：双脚稍微分开站立，双手叉腰，双膝平直，以腰部为支点，身体缓慢向后弯曲，同时吸气，双眼向后上方仰视，自觉气已吸够时缓慢复回原位，同时呼气。重复做 3～5 次。

第二节，坐式运动

抬腿运动：端坐在椅子上，双腿伸直与地面形成一定角度，吸气同时尽量抬起一侧腿至齐腰高度，自觉气已吸够时再返回地面，同时呼气。如法做另一侧腿。每侧做 3～5 次。

第三节，卧式运动

脚跟滑动运动：仰卧，吸气同时慢慢屈膝，自觉气已吸够时再伸直，同时呼气。重复 5～10 次。单侧交替和两侧同时均可。

单膝到胸伸展运动：仰卧屈膝，吸气同时手放到腘窝，将一侧膝部向胸靠拢，自觉气已吸够，呼气同时放松复位。如法做另一侧腿。每侧重复做 3～5 次。

卧位抬腿运动：俯卧，一侧腿部肌肉收紧，吸气同时抬离地面，保持腿部抬高位数到 10，自觉气已吸够，呼气同时返回地面。如法做另一侧腿。每侧重复做 3～5 次。

📖 防治眼病的运动疗法

眼睛受大脑第一对神经指挥，其病变甚多且复杂。防治眼病的运动疗法很多，这里只介绍几种简便易行的方法，只要早做并坚持下去常能有效。

揉按睛明、攒竹穴亮眼睛：睛明穴位于双眼内眼角，为足太阳膀胱经起点。用一只手的拇指和食指轻轻揉按双侧睛明穴 26～52 次，可使双目与全身阳气相通，利于眼睛明亮，故曰睛明。接着再揉按攒竹穴 26～52 次，攒竹穴位于眉毛内端，亦为足太阳膀胱经穴位，揉按此穴有助于阳气通达，使眼睛明亮。需注意，重按可使眼睛充血水肿、视物模糊。

抹刮眉弓防治眼干涩痛：眉弓三穴：眉尖攒竹，眉中鱼腰，眉尾丝竹空。攒竹位于足太阳膀胱经，鱼腰为经外奇穴，能治目赤肿痛、眼睑跳动，丝竹空与足少阳胆经相通，抹刮后有利于外眼肌群和组织经络疏通、气血循行，有疾可治，无疾预防。

按压四白治肿痛：先把左、右食指和中指并拢对齐，分别按压在鼻翼上缘的两侧，然后食指不动，中指和其他手指缩回呈握拳状，食指所在的位置就是四白穴。取准穴位，采用轻轻按压手法，可防治目赤肿痛。

捻压耳垂，转动眼球防治眼底病变：双手拇指和食指分别夹住耳垂捻压。同时保持头部不动，闭目远视，接着转动眼球，先按照逆时针方向（上-左-下-右）转动；然后沿顺时针方向（上-右-下-左）转动。按摩耳垂上主治眼病的穴位，同时转动眼球，可缓解眼肌的紧张度，改善眼底血液循环，有利于防治眼底病变，有出血和炎症者忌做。

📝 防治耳病的运动疗法

常"鸣天鼓"：静坐闭目养神，双手心紧贴两耳孔，五指贴耳后脑部，用食指、中指和无名指叩后脑部则耳内可出现鼓声，故称"鸣天鼓"，可叩26次，然后快速将双手掌离开耳孔，如此连续做10次。此法具有醒脑强志、聪耳明目等作用。

耳常按摩：耳部按摩可以明显促进耳部的血液循环。通过体内的经络传导到相应的脏腑，改善相应的脏腑功能，起到治病和保健的作用。以其发热发红为度，反复进行多次。可在"鸣天鼓"后进行。具体方法有：

提拉耳尖法：用双手拇、食指捏耳上部，先揉捏此处，然后再往上提揪，直至该处充血发热，约5次。此处有神门、盆腔、内外生殖器、足部、踝、膝、髋关节等穴反射区以及肝阳穴、风溪穴，均可保护耳部的健康。

按压耳轮法：用拇、食指沿耳轮上下来回按压、揉捏耳轮，使其发热，然后再向外拉耳朵15～20次。不能过度用力以防肿痛。耳轮处主要有颈椎、腰椎、胸椎、腰骶椎、肩、肘等穴的反射区，也利于保护耳朵，防治耳鸣、耳聋。

下拉耳垂法：先将耳垂揉捏、搓热，然后再向下拉耳垂15～20次，使之发热。耳垂处有头、额、眼、舌、牙、面颊等穴的反射区，也利于防治耳鸣、耳聋。

按压耳窝法：先按压外耳道开口的凹陷处，此部位有心、肺、气管、三焦等穴，轻轻按压 50～100 次，使此处有发热感；再按耳窝上部，此部位有脾、胃、肝、胆、大肠、小肠、肾、膀胱等穴的反射区，有利于听力改善。

上推耳根法：用食指和中指沿着下耳根向上耳根推，中指放在耳前，食指放在耳后，两手指都要适当用力向上推，推 50 次左右。推后不但耳部发热，甚至面部、头部也有发热的感觉。此法有健脑、养神的作用，对神经衰弱引起的耳鸣等有较好的防治作用。

（2）保健操　名中医马智先生坚持做自创保健操来养生健体。其操作步骤如下：

①颈部活动。

第一节：头部上抬一下前看一下，下低一下前看一下。反复四八呼。

第二节：头部左转一下前看一下，右转一下前看一下。反复四八呼。

第三节：头部左后转一下，注意尽量往后，然后前看一下。头右后转一下，再前看一下。肩部保持不动，尽量扭转头部。反复四八呼。

第四节：头部左下斜点头，再前看一下；头部右下斜点头，再前看一下，肩部不动。反复四八呼。

第五节：双肩不动，头先向左斜后上方转动，再向右斜后上方转动。肩部不动，反复四八呼。双脚同双肩宽，肩部保持放松下垂。

②快步走。晚饭后一小时在公园里快步行走四十分钟，在行进中快走，抬肩挺胸握手。

③做足疗。一周做两到三次的足疗，脚部的特定部位与体内各脏器之间有着直接的联系。脚底部存在着各脏器的反射区，某些脏器发生病变后，可以在其反射区上反映出来。按摩和刺激相应的反射区，可以促进局部血液循环，从而达到治病强身的目的。

（3）游泳　坚持游泳，辅助糖尿病之血糖控制和强身健体。

三、养生宜忌

（1）运动安排在餐后 30 分钟至 1 小时为宜。使用胰岛素治疗的患者，应避免在注射后 2 小时进行运动。清晨未注射胰岛素前体内胰岛素很少，运动可引起酮血症而加重病情，也应避免。

（2）从静止到运动身体需要逐步适应。运动前要有 5 分钟的准备活动，结束运动时，不要立即停止，以避免血液不能很快回到心脏，而产生暂时性脑缺血，引起头晕、恶心甚至虚脱等症状。因此，在运动结束时，应继续做一些行走、缓慢跑步等放松活动，一般应历时 5 分钟。

（3）运动后不要马上说话或进行冷、热水浴，而应把汗水擦干，待脉率恢复到正常时再进行温水淋浴。

（4）应密切观察运动后个体反应，如果每次运动后感到食欲和睡眠良好，精力充沛，清晨脉率平稳且有逐渐减慢的趋势，说明运动适宜。反之，运动后食欲、睡眠不好，应停止运动接受医生的检查。

（5）严格遵守规定的运动量和进度。不要过度劳累，避免剧烈运动，以免刺激交感神经，引起肾上腺素反应而使血糖升高。

（6）运动必须与饮食、药物治疗相结合，合理安排好三者之间的关系，以获得最佳疗效。

（7）胰岛素最好注射在腹部。若注射在肢体上，运动时会使胰岛素吸收加快而出现低血糖反应。

（8）易发生低血糖的患者，应减少运动前胰岛素的剂量。或在运动前适当摄入食物。还应携带饼干、糖果等食品以备发生低血糖先兆时食用，防止运动中低血糖的发生。

（9）不仅要禁忌糖及甜点，还应忌食含糖量高的水果，忌食辛热的及助热的食物。

第四章

慢 性 肝 炎

　　慢性肝病多归属于中医学"胁痛""黄疸""郁证""癥积""鼓胀""积聚""虚劳"等范畴。是由感受疫毒，情志郁结，劳欲过度，饮食不节等伤及肝经、损及肝络，迁延日久，渐积而成。是由"毒、痰、热、瘀"综合而复杂的病机所致，多种病机交织缠绵贯穿于该病的全过程，只是在不同阶段和具体证型中有所侧重而已。临床证候虚实相兼，错综复杂，以肝功损害、肝纤维化为主要病理改变；本虚标实，瘀热痰毒阻滞肝络为其病机特点。

　　在治疗上，西医主要是清除病毒，抑制肝内炎症和坏死，抗肝纤维化，促进肝细胞再生，恢复肝功能与代偿等。中医利用其独到的优势，综合运用多种方法，从日常生活起居、精神情志、运动、食疗药膳等方面入手，对肝病患者的调治发挥着积极的作用。

一、养生保健原则

　　慢性肝炎一般病程较长，特别是慢性乙型肝炎和乙肝后肝硬化，目前虽有许多治疗方法，但难以尽如人意。俗语说："善治不如善养，三分治疗，七分调养"，对积极防护和减少肝病变的发生具有极其重要的意义。

1. 合理饮食

偏食、嗜食、过饥过饱是饮食之大忌，饮食营养不足，导致机体气血生化不足；而过食肥甘厚味，又会滞脾碍胃，影响消化功能，而致机体气血生化不足，抗御外邪力弱，导致疾病的发生。湿热疫毒是引发乙肝的主要因素，因此，日常生活中要注意饮食清淡，多食水果、蔬菜，适量摄入优质蛋白质，保证营养均衡，有充足的蛋白质、维生素及糖分。忌粗糙、辛辣、煎炸、刺激之物，也不宜进食生冷不洁或过热食物。尤其要禁酒戒烟，以免引火动血，戕胃伐肝。这对于防治该病的发生有重要意义。

2. 调畅情志

中医认为，肝主疏泄，调畅情志，肝之疏泄功能正常，则气机调畅，气血调和，心情舒畅，情绪乐观，机体的气血津液就运行正常，而抗病有力。反之，肝失疏泄，则肝气郁结，心情抑郁，或急躁易怒，导致气机失常，脏腑阴阳气血失调，从而引起各种疾病的发生。因此，在日常生活中要注意调摄情志，使肝气条达，以避免肝病的发生。

3. 劳逸结合

人体要保持阴阳平衡，既需要一定的活动，但却不可过劳；又需要适当的休息，但却不可过于安逸，过度安逸会导致全身气血运行不畅，气机阻滞；而适度的肢体运动则可以促进内脏气血的流通，增强抗病抗邪能力。

4. 讲究卫生

乙型肝炎具有强烈的传染性，日常生活要讲究个人卫生，日用品、餐具、便器等要单独使用，并做到定期消毒处理；同时接种乙肝疫苗是预防乙肝的最佳选择。

二、养生保健方法

1. 精神情志养生法

慢性肝病患者常因忧愁郁闷、心烦易怒而直接影响病情，故应积极劝慰开导。因"五志过极"，即剧烈的精神刺激和严重的精神创伤而使病情迅速加重甚至危及生命者屡见不鲜。患者若能安心静养，听从医嘱，则对早日康复大有裨益。

章潢在《图书编》中说："善养肝脏者，莫切于戒暴怒。"减少不良的精神刺激，防止过度的情志变动，是防治疾病的重要环节；对于肝脏病患者来说，尤其应避免急躁和发怒，内伤七情往往是肝脏疾病的重要成因。中医认为"肝为将军之官""主疏泄，喜条达"，暴怒伤肝，忧思伤脾，肝脾受病，势必影响肝炎的顺利恢复，而心情舒畅，处之泰然，少忧虑，树立战胜疾病的信心，往往就能使精神活动发挥良好的调节作用，促使肝脏功能得到恢复。在临床上认为肝火病毒侵犯机体与情志关系密切，本病是气郁与积滞，火旺与水亏，痰瘀与正虚相因而成。这基本符合中医对本病病因、病邪的认识，故临床上肝气郁结型辨证多用疏肝解郁，方用逍遥散化裁治之。程钟龄在《医学心悟》中用逍遥散治疗肝郁所致疾病时说"药逍遥，人不逍遥奈何？"说明逍遥散虽可治疗肝郁，但患者情志不畅，忧虑重重，虽用逍遥散也难以收效。提示我们治疗本病时必须注意心理治疗，用语言开导患者，注意保养精神，在治疗中是至关紧要的。

2. 生活起居养生法

四时之气的变化对肝病有明显的影响，肝病患者的机体抵抗力都较弱，容易感受外邪，可因经常发生外感病而进一步损害肝脏功能，导致病情反复或加重。肝炎患者除了通过治疗争取机体抵抗力得以增强外，应该注意平时生活起居的调摄，以防避外邪侵袭。"起居有常"，就是使生活有一定规律。患者要妥善安排休息、活动等作息时间，还应注意冬天的保暖、夏天的防暑，以及不要因过于贪凉而反致受寒。居地也不宜潮湿，衣服要及时跟随气候变化而增减。故应顺应四时，适应变化，遵循规律，养护正气。若四时之气太过或非其时而有其气，即"六淫"肆虐之时，尤其要注意摄生；当疫气流行之时，要避其毒气。此外，还应按照季节的不同，对起居作息时间适当调整。春夏两季，气候温暖，万物充满生气，应该增加一些活动时间，使阳气畅和；秋冬两季，气候转凉，万物趋于结实收藏，此时便应注意防寒保暖，适当减少活动，早睡晚起，让阴精更多地在体内增长、贮存。这样做就能符合"春夏养阳，秋冬养阴"的要求。在性生活方面，中医有"女劳复""阴阳易"之戒，指出了在患病期间不注意节制性生活，就有可能导致病情反复甚或传染给对方的危险。因此在肝病的急性期或有明显肝功能损害时，性生活必须禁止；而在肝功能基本恢复或病情稳定阶段，也应加以节制。如为育龄期女患者，更应注意避孕，以免怀孕后增加机体负担，或者更可因分娩时的出血过多以及难产手术等意外情况，而使病情恶化，甚至危及生命。为此，肝病患者如条件许可，在一定时间内，应"独宿"，这既有利于传染性患者急性期的隔离，也有利于恢复阶段患者性欲的节制和休息睡眠的不受干扰，以保证更好地休养生息，早日恢复健康。

3. 食疗养生法

（1）常用食物　粳米、大枣、生姜、橘皮、胡麻、蜂蜜、饴糖、木瓜、苹果、李子、鸡肝、鸭肝、猪肝、牛肝、甜萝卜、白菜、韭菜、荠菜、葱白、洋葱、鳖甲鱼、七星鱼、干贝、兔肉、狗肉、牛肉、羊肉、猪肉、蛋类等。

（2）食疗方

芹菜炒香菇

组成：芹菜 250g，香菇 50g。

制作：同炒，加调料适量即可。隔日 1 剂，15 日 1 个疗程。

功效：降脂降压，养肝护肝。

适应证：用于脂肪肝兼有高血压者。

番茄牛肉

组成：鲜番茄 200g，牛肉 120g，花生油 6ml，盐 2g，白糖 5g。

制作：牛肉切成小块先煮 30 分钟，再放入番茄、盐、花生油、糖同煮 30 分钟。

功效：益肝养血，健脾消食。

适应证：慢性肝炎。

4. 药膳养生法

药物治疗，主要在于祛除病邪，而祛邪之药无疑也有伤正气的一面，故利用五谷、五果、五畜、五菜等富有营养的食物来补益精气，以达扶正祛邪。实际上，不少中药既是药物又是食物，而食物的气味同药物一样，也有寒、热、温、凉四气，酸、苦、辛、咸、甘五味之分。因此，中医学也为食疗的选择提供了理论基础。

从西医学理论看，肝病的治疗包括清除病毒，抑制肝内炎症和坏死，抗肝纤维化，促进肝细胞再生，恢复肝功能与代偿等。其中重要的是调整机体免疫功能，保持良好的消化功能，补足营养，促其消除病因和肝内病变，使机体恢复正常平衡状态。

保肝护肝食疗方，就是在上述理论基础上，精选中药药用食品依理配方组成的，使之具有补血益气、滋阴补肾、健脾利湿、活血化瘀软坚功能。因此，保肝护肝食疗方，是辅助治疗各型慢性肝病的有效方法，以下是一些名老中医护肝保肝膳食方。

（1）药茶

茵陈玉米须茶

组成：玉米须 150g，茵陈 60g。

制作：水煎，去渣。每日 1 剂，分 2～3 次服。

功效：清热利湿。

适应证：用于黄疸性肝炎。

大小蓟茶

组成：大蓟、小蓟各 100g。

制作：水煎，去渣。每日 1 剂，分 2～3 次服。

功效：清热解毒，护肝退黄。

适应证：用于肝硬化合并出血。

丹参黄豆茶

组成：丹参 300g，黄豆 1000g，蜂蜜 250g，冰糖 30g。

制作：丹参洗净，煎熬 2 次，过滤出药汁，将 2 次滤液兑在一起备用；

黄豆洗净，冷水浸泡 2 小时，放入锅内，先用武火烧沸，再用文火慢炖 2 小时，至黄豆酥烂，端锅后趁热将豆汁滤出；将丹参汁、黄豆汁一同倒入碗内，加蜂蜜、冰糖，盖好后蒸半小时，待冷却后装入玻璃瓶内贮存。每次 1 匙，饭前 1 小时开水冲服。

功效：活血养血，解毒。

适应证：适合于各型慢性肝炎、肝硬化。

📝 公英红枣茶

组成：蒲公英 300g，红枣 20g，红糖少许。

制作：蒲公英洗净，红枣去核，加清水 1200ml，煮 1 小时，分次饮用。随意服用。

功效：补脾和胃，解药毒，利尿退黄。

适应证：用于急慢性肝炎。

📝 旱莲草冰糖茶

组成：旱莲草 50g，冰糖 20g。

制作：旱莲草洗净，煎取药汁，去渣，加入冰糖，煮冰糖溶化即可。代茶饮。

功效：清肝火、散郁结，明目、消肿。

适应证：用于急性黄疸性肝炎。

📝 灵芝草茵陈茶

组成：灵芝草 50g，茵陈 20g，大枣 10 枚。

制作：灵芝草、茵陈、大枣洗净，加清水适量煎煮，去渣取汁。代茶饮。每日 2 次，连服 10 天。

功效：利湿退黄，清热解毒。

适应证：用于黄疸性肝炎、乙型肝炎。

📝 金钱草山药茶

组成：金钱草 100g，山药 60g。

制作：金钱草、山药洗净，煮沸 20 分钟，捞出金钱草即可喝汤。随时、适量饮之。

功效：利湿、退黄、健脾。

适应证：用于肝硬化腹水、黄疸性肝炎。

垂盆草茶

组成：垂盆草 200g，白糖 50g。

制作：水煎去渣。每日 1 剂，连服 5～10 剂。

功效：清热祛湿。

适应证：用于急慢性乙肝、降转氨酶。

大青叶茶

组成：大青叶 60g，蜂蜜 60g。

制作：将大青叶洗净，放砂锅内，加水适量，用文火煎煮，放凉后去渣取汁。每次取大青叶汁 1 碗，放蜂蜜 30g。搅匀顿服，每日 2 次。

功效：清热解毒。

适应证：用于急性肝炎。

玫瑰花茶

组成：玫瑰花瓣 6～10g。

制作：将其放入茶盅中，冲入沸水，加盖闷片刻。代茶饮。15 日 1 个疗程。

功效：疏肝解郁。

适应证：适用于乙型肝炎胸闷不舒，或胁痛不适者。

山楂银菊饮

组成：山楂 10g，银花 10g，菊花 10g。

制作：将山楂拍碎，3 味加水同煎 30 分钟。代茶常饮。每日 1 剂，30 日 1 个疗程。

功效：清热解毒，降脂。

适应证：用于脂肪肝、高脂血症。

荷叶茶

组成：干荷叶 9g。

制作：将荷叶捣碎，煎水。代茶饮。每日 1 剂，30 日 1 个疗程。

功效：减肥降脂。

适应证：用于脂肪肝肥胖者。

茯苓茶

组成：茯苓 5g，陈皮 2g，茉莉花茶 2g。

制作：将茯苓、陈皮先煎 20 分钟，再冲泡茶叶，5 分钟后代茶饮。每日 1 剂，30 日 1 个疗程。

功效：化痰利水。

适应证：用于脂肪肝下肢浮肿者。

二豆茯苓饮

组成：白扁豆 30g，绿豆 50g，茯苓 30g，红糖 20g。

制作：将白扁豆炒熟，茯苓打碎放入布袋，与绿豆洗净共入砂锅中，加水适量煮汤，最后加入红糖温服。每日一剂，连服 10 日为 1 个疗程。

功效：健脾利水。

适应证：适用于肝硬化腹水，轻度腹水。

黄瓜皮煮水

组成：黄瓜皮 30g。

制作：黄瓜皮入水煮，作茶饮。

功效：清热利水。

适应证：对慢性肝病引起的黄疸、水肿有辅助治疗作用。

（2）药粥

山茱肉粥

组成：山茱肉 20g，大米 150g，白糖适量。

制作：将山茱肉洗净，放入锅中，加清水适量，水煎取汁，再加大米煮粥，待熟时调入白糖，再煮一二沸即成。早晚服用。

功效：滋补肝肾。

适应证：用于慢性肝炎、早期肝硬化。

陈皮粥

组成：陈皮 10g，大米 60g。

制作：将陈皮洗净，加清水适量，浸泡 5～10 分钟后，水煎取汁，加大米煮为稀粥服食。每日 2 剂，连续 2～3 天。

功效：疏肝健脾，行气止痛，止咳化痰。

适应证：适用于肝郁气滞型的肝炎。

金银花粥

组成：金银花 20g，大米 150g，白糖适量。

制作：将金银花洗净，放入锅中，加清水适量，浸泡 10～15 分钟后，水煎取汁，加大米煮粥，待粥煮熟时加入白糖，再煮沸即成。每日 1 剂，连续 4～7 天。

功效：清热解毒，消肿散结。

适应证：适用于急慢性肝炎。

按：金银花不宜用量过大，过大易致缓泻。

虎杖粥

组成：虎杖 5g，大米 60g，白糖适量。

制作：将虎杖洗净，放入锅中，加清水适量，浸泡 10～15 分钟后，水煎取汁，加大米煮粥，待粥煮熟时加入白糖，再煮沸即成。每日 1 剂，连用 4～7 天。

功效：清热解毒，消肿散结。

适应证：用于乙型肝炎。

薏苡仁粥

组成：薏苡仁 300g，糯米 150g。

制作：将糯米淘洗干净后放入锅中，添水适量烧开，糯米煮至半熟时，加入洗净的薏苡仁，搅匀、煮熟，即可食用。适量食用。

功效：补肾固精，健脾利水。

适应证：用于慢性肝炎、肝硬化。

女贞子菊花粥

组成：女贞子 10g，杭白菊花 10g，粳米 150g。

制作：将女贞子和杭白菊花焙干研末备用。粳米淘洗干净放入锅内，加清水 1200ml，武火烧开，转入文火熬煮成粥，缓缓调入药末，稍煮即成。可替代主食，随量食之。

功效：清热解毒，清肝降压。

适应证：用于肝炎、肝硬化。

杜仲山楂粥

组成：杜仲 40g，山楂 30g，粳米 150g，红糖 20g，大枣 25 枚。

制作：将粳米洗净，山楂切片，杜仲洗净，切成小块，放入纱布袋内。砂锅盛入清水，放入纱布包裹的杜仲、粳米、大枣同煮 1 小时，加红糖，除去杜仲药渣，即可食用。可替代主食，随量食之。

功效：养血活血，补益肝肾。

适应证：用于肝炎、肝硬化的辅助治疗。

薏苡仁赤小豆粥

组成：薏苡仁 50g，赤小豆 50g，泽泻 8g。

制作：先将泽泻煎汁，然后用此汁与赤小豆、薏苡仁同煮成粥。每日 1 剂，30 日 1 个疗程。

功效：健脾利水，消肿除脂。

适应证：用于脂肪肝肝脏肿大者。

龙眼太子参粥

组成：桂圆肉 30g，太子参 15g，白糖 3g。

制作：将三物放入带盖的碗中，置锅内隔水反复蒸之制成膏状，每日服 1 匙。15 日 1 个疗程。

功效：健脾养心，益气养血。

适应证：适用于乙型肝炎体质虚弱，心慌气短者。

山楂合欢粥

组成：生山楂 15g，合欢花 30g，粳米 50g。

制作：将生山楂、合欢花同煎 30 分钟，留汁去渣，放入粳米同煮成粥，早晚服食。每日 1 剂，20 日 1 个疗程。

功效：疏肝解郁消脂。

适应证：用于脂肪肝兼有失眠健忘者。

（3）药羹

📝 佛手生姜汤

组成：佛手 10g，生姜 6g，白糖少许。

制作：佛手、生姜用水煮 15 分钟，取汁去渣，加入白糖少许，不拘时饮用。15 日 1 个疗程。

功效：疏肝健脾。

适应证：适用于乙型肝炎善叹气、食欲不佳者。

📝 黄精炖瘦肉汤

组成：黄精 50g，瘦猪肉 150g。

制作：先将黄精用水煮沸 30 分钟，去渣取汁，加入瘦肉，再配调味，隔水炖服。15 日 1 个疗程。

功效：益气生精。

适应证：适用于乙型肝炎乏力虚弱者。

📝 鸡丝冬瓜汤

组成：鸡瘦肉 100g，冬瓜（连皮）300g，党参 3g。

制作：鸡瘦肉洗净切丝，与冬瓜、党参同放于砂锅内，加水 500ml，文火炖至八成熟，调味，去党参渣即成。15 日 1 个疗程。

功效：减肥降脂。

适应证：用于脂肪肝。

📝 鲤鱼赤小豆汤

组成：赤小豆 100g，鲤鱼 250g。

制作：赤小豆、鲤鱼洗净，同放瓷罐内，加水 500ml，武火隔水炖烂。

功效：补充蛋白、利尿消肿。

适应证：用于肝硬化腹水。

📝 红枣大豆汤

组成：红枣、大豆、冰糖各 60g。

制作：加水先煮大豆，后下红枣、冰糖。每日睡前 1 剂，连续饮用半个月至 1 个月。

功效：补中益气，健脾和胃。

适应证：用于慢性肝炎。

📝 西瓜皮汤

组成：西瓜皮 200g。

制作：切碎，加水煎煮。每次半杯，每日 2 次，可连续服用。

功效：解毒利尿消肿。

适应证：用于慢性肝炎、肝硬化腹水。

📝 赤小豆枸杞子汤

组成：赤小豆 120g，枸杞子 50g。

制作：加水适量，煮至豆烂待用。每日 1 剂，分 2 次，吃豆喝汤。

功效：利水除湿，养肝补肾。

适应证：用于各型肝炎。

📝 山楂灵芝生鱼汤

组成：山楂 50g，生鱼 300g，灵芝 20g，生姜 4 片，盐、味精各少许。

制作：生鱼去鳞、腮及内脏，洗净切段；灵芝、山楂、生姜分别洗净，灵芝分小块；将以上用料一起放入炖盅内，加开水适量，炖盅加盖，用文火炖 2 小时，加入盐、味精调味。适量食用。

功效：益阴养肝，健脾补气。

适应证：用于慢性肝炎、肝硬化。

📝 葛花醒酒方

组成：葛花 30g，青梅 10g。

制作：水煮 30 分钟，去渣饮汤。3 日 1 个疗程。

功效：解酒醒酒。

适应证：用于酒精性脂肪肝。

📝 莲白醒酒方

组成：莲子 10g，青梅 10g，白醋 5g，橘子瓣 50g，生山楂 10g，冰糖 10g。

制作：上述食品加水煮成较稀的水果羹。3 日 1 个疗程。

功效：解酒醒酒。

适应证：用于酒精性脂肪肝。

（4）药食

📝 **菊花山楂糕**

组成：山楂 50g，白糖 60g，菊花 50g，糯米 400g，玫瑰花 30 朵。

制作：将菊花洗干净，加入清水熬成浓汁。山楂洗净，去皮、核，切成薄片，玫瑰花撕成瓣状，用清水熬成浓汁。糯米淘洗干净，用清水浸泡一夜，捞起放入盆内，置蒸笼内武火蒸 50 分钟，取出，捣成糕状，置于案板上。用山楂汁液和玫瑰汁液与一半糯米糕调和成玫瑰色；另一半糯米糕用菊花汁调和。取长方形容器一个，将两种糯米糕分别放置在容器内，然后用刀将其切成块状。食用时蒸热即可。

功效：疏风清热，明目化积，散瘀。

适应证：用于慢性肝炎、肝硬化。

📝 **山楂绿豆糕**

组成：山楂 60g，粳米 150g，绿豆 50g，白糖 30g，糯米 10g。

制作：将山楂去籽，洗净，绿豆淘洗干净，浸泡一天去壳，糯米、粳米淘洗干净。山楂放入高压锅内，用武火压蒸 20 分钟，冷却，捣成山楂泥。绿豆单独放在高压锅内，用武火压蒸 20 分钟，冷却，捣成绿豆泥，白糖混匀。粳米、糯米混匀放高压锅内，蒸成米泥。然后将糯米、粳米泥、绿豆泥、山楂泥混匀，摊放在盘内，用刀压紧后，切成小块即成。

功效：消食化积，散瘀行气，止咳化痰，清热解毒。

适应证：适用于肝炎、肝硬化辅助治疗。

（5）药菜

📝 **灵芝烧鸡块**

组成：灵芝 30g，鸡块 500g，鸡精 2g，盐 3g，生姜 5g，葱 10g，白糖 10g，胡椒粉 2g，酱油 12ml，料酒 10ml，素油 40ml。

制作：将灵芝切块，洒入鳖血炒成褐色。鸡肉洗净，用沸水氽去血水，切块。生姜切片，葱切段。将炒锅置武火上烧热，加入素油，烧至六成熟时，下入生姜、葱爆香，随即投入鸡块、料酒、灵芝、白糖、酱油，炒变色，加入上汤适量，烧熟，加入鸡精、胡椒粉即成。

功效：补益精气。

适应证：用于急性肝炎、乙型肝炎。

太子参炖乌鸡

组成：太子参60g，乌鸡半只，味精2g，盐3g，料酒10ml，葱10g，生姜5g。

制作：乌鸡半只切块，太子参洗净，生姜切片，葱切段。将鸡、太子参、葱、生姜、盐同放炖锅内，加适量清水，炖熟，放入味精即成。

功效：补脾益气，养阴养血。

适应证：用于慢性迁延性肝炎、慢性活动性肝炎等病症辅助治疗。

薏苡仁枸杞子炖牛肉

组成：牛肉250g，薏苡仁15g，枸杞子12g，龙眼肉10g，盐3g，料酒10ml，味精2g，葱10g，素油20ml。

制作：将薏苡仁、枸杞子、龙眼肉洗净，放入炖锅内。将牛肉洗净放入沸水锅中焯一下捞出，切片。锅烧热放油，烧至六成热时，倒入牛肉爆炒，加入料酒、葱，炒匀后放入炖锅内，炖煮2小时，至牛肉熟烂时拣去葱，调味即成。

功效：健脑益智，补益肝肾，益气养血，补脾胃。

适应证：用于肝炎、肝硬化。

枸杞子拌豆腐

组成：豆腐200g，枸杞子15g，盐3g，味精2g，酱油10ml，白糖5g，香油2ml。

制作：将豆腐切成小丁，放入沸水中焯一下捞出，沥干水分。枸杞子洗净，入沸水中焯一下捞出。将豆腐丁、枸杞子同放入盘内，放入盐、味精、酱油、白糖、香油拌匀即成。

功效：滋养肝肾，健脾明目。

适应证：用于肝炎、肝硬化辅助调养。

按：肾脏病患者、缺铁性贫血患者不宜多食。

灵芝凤爪

组成：灵芝草 40g，鸡爪 500g，草果 2 个，料酒 10ml，桂皮 10g，生姜 5g，葱 10g，大茴香 2 粒，小茴香 10g，盐 3g，胡椒 3g，白糖 10g，鸡精 2g，酱油 10ml，素油 50ml。

制作：将灵芝与鳖血一起炒制（灵芝 40g，用鳖血 20ml），鸡爪洗净，生姜切成片，葱切成段，大茴香等香料洗净。灵芝与鸡爪先煮 15 分钟。将炒锅置武火上烧热，倒入素油，烧六成熟时，下入生姜、葱、白糖、酱油、大茴香、小茴香、料酒，炒成枣红色，倒入清水 300ml，煮 10 分钟，待有香味，加入鸡爪、灵芝，卤 30 分钟即成。

功效：益精气，止咳嗽，利关节。

适应证：用于慢性乙型肝炎辅助治疗。

薏苡仁冬瓜脯

组成：薏苡仁 30g，草菇 20g，盐 5g，上汤 50g，生粉 25g，冬瓜 1000g。

制作：冬瓜切成大块，整块用沸水焯一下，捞起沥干水分，置于蒸盆内，加入上汤，与薏苡仁上笼蒸 35 分钟，取出待用。将草菇切成小丁，下热油锅略爆炒，加入盐、清水、生粉，勾好芡，淋在薏苡仁冬瓜脯上即成。

功效：清热解毒，利水消肿。

适应证：用于肝炎、肝硬化腹水。

山枸蒸蛋

组成：枸杞子 30g，山药 12g，鸡蛋 2 个，瘦牛肉 30g，花生米 30g，盐 3g，香葱 5g，胡椒粉 0.5g。

制作：枸杞子挑选后洗净，入沸水中略氽一下。山药洗净，入沸水中煮熟，切成碎末备用。鸡蛋打在碗中，加盐少许、清水 200ml 及少量味精、胡椒粉，充分搅散搅匀后蒸熟（约 10 分钟）。将瘦牛肉切成小丁，拌盐和湿淀粉少许，在烧热的花生油锅中急炒至熟，花生米煎脆，将备好的熟枸杞子、山药碎末，与牛肉丁和脆花生米铺在蒸熟的蒸蛋上面。

功效：补气益血。

适应证：用于慢性肝炎、早期肝硬化。

灵芝兔肉

组成：兔肉 500g，灵芝 20g，姜片、花椒、香油、精盐、葱段、味精、卤汁各适量。

制作：将灵芝去杂，洗净切片。兔肉洗净后，入沸水中焯一下，捞出洗净。将洗净的兔肉放入锅内，加水适量，放入灵芝、葱段、姜片、花椒、味精，煮至兔肉熟，捞出切片。拣出灵芝片，下油锅炸酥，捞出沥油。兔肉放入卤汁锅中，卤入味，捞出放盘内，用香油、味精边拌边撒入炸好的灵芝即成。

功效：益气补血，养心安神。

适应证：用于肝炎。

丹参炖牛蛙

组成：丹参 30g，牛蛙 250g。

制作：将牛蛙去皮洗净去内脏，与丹参同炖，熟后去药渣，调味，饮汤食牛蛙。20 日 1 个疗程。

功效：活血化瘀，益气养肝。

适应证：适用于肝纤维化与肝硬化有瘀血表现者。

枸杞子煮鸡蛋

组成：枸杞子 20g，黄芪 15g，大枣 8 枚，鸡蛋 2 个。

制作：上料加水同煮，待蛋熟后去壳，再煮 1 小时，去药渣，吃蛋。每日 1 次，30 日 1 个疗程。

功效：健脾益气，养精补血。

适应证：适用于肝纤维化，血清白蛋白偏低者。

黄芪枸杞子炖鸡

组成：黄芪 100g，枸杞子 100g，鸡 1 只。

制作：黄芪、枸杞子、鸡（去毛和内脏）加水适量，小火慢慢炖熟，少加调料，饮汤吃鸡肉，量因人而异。连吃 3～5 只。

功效：补脾益气。

适应证：慢性肝炎，神经衰弱，贫血之人服之最好。

5. 药物养生法

肝病常因调养失当而复发。因而病后调养十分重要。除生活与情志调养外，可辅以药物调养，疏肝解郁，益气健脾以治其本。临床上通常以四君子汤合逍遥散为基本方加减，药用太子参、白术、茯苓、陈皮、半夏、黄芪、郁金、鸡内金、生麦芽、柴胡、当归、香附、白芍、木香、甘草等。方中药物剂量宜轻，不必每日 1 剂，并可由汤剂逐步过渡为丸剂。

📝 **肝硬化培元固本散**

组成：胎盘 1 具，鹿茸、红参、灵脂各 50g，三七 100g，琥珀 50g，土鳖虫、水蛭、全蝎、蜈蚣各 50g。

制作：以上诸味制成散剂。

功效：补肝益肾，培元固本。

适应证：肝硬化。

📝 **四君子汤合逍遥散加减**

组成：太子参 30g，白术、茯苓各 20g，陈皮 5g，半夏 10g，黄芪 20g，郁金 10g，鸡内金 5g，生麦芽 10g，柴胡、当归、香附、白芍、木香各 15g，甘草 5g。

制作：以上诸药制成散剂或丸药。

功效：疏肝解郁，益气健脾。

适应证：用于防止肝病复发。

📝 **调肝延寿丸**

组成：白芍 300g，当归 200g，木瓜 150g，菊花 100g，枸杞子 300g，山萸肉 200g，石菖蒲 200g，玫瑰花 150g，泽兰叶 15g，淫羊藿 200g。

制作：将上物研为极细末，用上好蜂蜜 2000g，炼蜜为丸，每丸重 9g。每日晨间、睡前各服 1 丸，可常年服用。

功效：养血柔肝，温补肝肾，舒筋活络，行气活血。

适应证：用于护肝养生延年。既可补老年衰退之肝体，又可调疏泄不及之肝用，使肝血得养，气机调畅。

肝炎方

组成：茵陈 30g，虎杖 15g，柴胡 6g，甘草 9g，半枝莲 20g。

制作：水煎，日服 2 次，连服 5～7 日。

功效：清肝解毒。

适应证：可用于预防肝炎。如属肝炎，则加板蓝根、蚕沙各 30g，丹皮 15g。

6. 针灸按摩养生法

针灸治疗乙肝疗效肯定，临证取穴足三里（双侧）、至阳、三阴交（双侧）。《内经》曰："邪之所凑，其气必虚。"乙肝病毒袭人和其他病邪侵入一样，中医认为病因的主要方面是正气虚，如脏器损伤、消化道有炎症水肿、黏膜破损，或脏器功能紊乱、低下乃至现代医学所谓免疫功能低下等。"足三里"为阳明经之合穴，针灸足三里可调理气血、扶正祛邪。现代医学研究证明，针灸该穴对人体免疫功能有双向调节作用。更配阳中之阳——至阳穴，振奋一身之阳气，内安脏腑、外抗诸邪。三阴交本是足三阴经交会穴，与足三里相配，可收疏肝和胃、健脾除湿、滋水涵木之效。上述三穴配伍治疗乙肝病毒携带者疗效肯定，同时在中医辨证分型指导下加减配穴，收到较好疗效。平时自我按摩肝区和腹部，每天 2～3 次，每次 5～10 分钟，有利于肝病康复。

三、养 生 宜 忌

名老中医建议慢性肝病患者不宜多吃刺激性强的食物，如葱、姜、蒜以及煎炸炙烤之品，应严格戒酒戒烟。慢性肝炎患者应少食多餐，不应有饱胀的感觉，切忌暴饮暴食。肝硬化患者易发生出血，应忌用粗硬和油煎炸的食物，食盐和水分应适当限制，以防腹水。每日只能用食盐 3～5g，出现浮肿与腹水时，要吃低盐食物并限制进水量，每日进水量相当于小便量加 500ml。可用醋、番茄汁等代替盐、味精改善食物配制方法，且在血氨升高时要控制蛋白摄入，必须严格禁止浓香辛辣调料及烟酒，忌吃油腻生冷酸涩食物。

第五章

慢 性 胃 炎

慢性胃炎是指由于各种不同病因造成胃黏膜的慢性炎症性改变或萎缩性病变。慢性胃炎是常见病和多发病。我国人群中慢性胃炎的发病率高达60%以上，萎缩性胃炎约占其中的 20%，慢性胃炎多呈慢性病程，部分患者可无任何临床表现，但大多数可有不同程度的消化道症状。如：饱胀、嗳气，尤其是有胆汁反流时更加明显。少数有食欲减退、恶心。常表现为持续性中上腹疼痛，可于进食后立即出现。慢性胃炎多无明显体征，有时可发现上腹部轻压痛、舌炎、舌乳头萎缩、贫血、消瘦等表现。

中医学认为慢性胃炎其病因多与禀赋不足、脾胃虚弱、外感六淫、饮食所伤、情志不畅、痰湿中阻、劳逸过度、他病传变、失治误治等有关。病机常见有以下几方面：饮食伤胃、肝气犯胃、湿热蕴结、阴寒内盛、气滞血瘀、胃阴不足、脾胃虚弱。本病病位在胃，但关键病变脏腑在脾、肝，与心、肾也有密切关系。病性有寒热虚实之分，或寒热错杂、虚实夹杂。西医学认为本病与精神紧张、饮酒过度、急性胃炎失治误治、过量吸烟、营养缺乏、饮食因素、免疫因素、十二指肠液反流、幽门螺杆菌以及一些慢性疾病等因素有关。

一、养生保健原则

1. 进食规律、饮食清淡

饮食要饥饱适中；饮食宜缓，细嚼慢咽；宜适温而食，勿食过烫或过凉的食物；食物宜软，减少对胃的机械刺激；饮食定时，保证节律；谨和五味，营养均衡；饮食清淡为佳，甘咸勿过，少食肥甘厚腻之品以及辛辣刺激之物；饮食要洁净，勿食腐败变质之物；怒后不食；注意餐后养生，"食饱行百步，常以手摩腹数百遍，叩齿三十六，津令满口，则食消"；戒烟限酒忌浓茶咖啡，忌用对胃有刺激性的药物如阿司匹林、保泰松、吲哚美辛、泼尼松等。因为饮用酒精、浓茶、咖啡会直接刺激胃黏膜，损害黏膜保护因子，破坏胃黏膜屏障，造成炎症、糜烂甚至溃疡、穿孔等病理变化。此外，还要注意食物的酸碱偏性。

2. 精神情志乐观舒畅

慢性胃炎的发生，与精神情志因素有密切关系。长期从事脑力劳动，大脑高度紧张的知识分子，长期忧思恼怒的人群，易患心脑血管疾病和消化道疾病，包括慢性胃炎、胃十二指肠溃疡等等。悲伤、愤怒、抑郁、紧张、焦虑等不良情绪均能影响胃肠正常蠕动，抑制胃液分泌，进而影响胃肠功能。

中医学早就认识到：过思则伤脾，脾气受伤，脾胃不和；怒伤肝，肝气疏泄太过则乘脾胃；抑郁，情志不畅则会导致肝失疏泄，脾胃运化不足。因此，慢性胃炎的康复，必须调畅情志，重在调畅气机，保持良好的心态，及时消除紧张、忧虑、忧思、恼怒等不良情绪，只有气机调畅，才能使脾胃中枢升降有序，出入不致壅滞为患，以利于疾病的康复和疗效的巩固。

另外还强调调畅情志，应为人质朴，心志安闲，少有欲望，情绪安定而没有焦虑，应如《黄帝内经》所云："是以志闲而少欲，心安而不惧，形劳而不倦，气从以顺，各从其欲，皆得所愿。"

3. 起居有常，慎避风寒

慢性胃炎的发生，与生活起居失常有密切关系。因而，生活起居的养生对于本病的保健具有重要作用。患者生活起居方面的调摄，应遵循宜温暖、避风寒、省言语、适劳逸的原则，这些都是脾胃病养生的重要方法。

二、养生保健方法

1. 食疗养生法

饮食因素在慢性胃炎的致病、病变进展、复发等病理过程中都占据重要地位。因此，本病的养生关键，就是从调理饮食入手。

慢性胃炎适宜食物：蔬菜、水果、鱼、肉，如山药、萝卜、番茄、茄子、山楂、苹果、红枣、豆腐、牛奶、豆浆、饼干、鱼、猪肝、瘦猪肉、鸡蛋等。

胃酸分泌过多时，可以用馒头片、苏打饼干、牛奶、豆浆等中和胃酸，萎缩性胃炎胃酸分泌不足时，可以吃山楂、带酸味的果汁、酸奶、肉汤、鸡汤等，刺激胃酸分泌。

特别强调患者应以米饭为主，不宜食加碱的面食与肥甘之品，少食饺子。慎食海菜、腌菜、酸菜，禁食青椒、韭菜、大蒜、驴、马、狗、鸡肉及霉变食品与烈酒。

另外，新鲜蔬菜、水果，富含维生素、纤维素和多种人体需要的微量元素，能促进胃黏膜的修复，且易消化，减轻胃肠负担，加快胃肠蠕动，保持大便通畅。

（1）莲子　莲子除含有多种维生素、微量元素外，还含有荷叶碱，金丝草苷等物质，对治疗神经衰弱，慢性胃炎、消化不良等有效。

（2）蜂蜜　蜂蜜入药，能清热解毒。柔而润泽，故能润燥。缓可以去急，故能止心腹肌肉疮疡之痛。和可以致中，故能调和百药而与甘草同功。临床上用于治疗肺燥咳嗽、肠燥便秘、胃脘疼痛等有显著疗效，内服外用均佳。

（3）牡蛎　牡蛎主要含钙盐和碳酸钙、磷酸钙、硫酸钙等，约占其成分的 80%，由于本品含有大量钙质，故煅烧后临床作为制酸剂，有和胃止痛作用。

（4）鸡蛋壳　胃脘痛、泛酸用鸡蛋壳炒黄研细，开水冲服。

另外，少吃生冷、避免油腻、勿过饱食，对辛辣刺激及不易消化的食物必须严格控制。

2. 药膳养生法

（1）药食药粥

📝 益脾饼

组成：白术 30g，干姜 6g，红枣 250g，鸡内金 15g（粉碎），面粉 500g，菜油、糖适量。

制作：将白术、干姜用纱布包，并红枣，文火熬煮 1 小时，去药包与枣核，把枣肉搅拌成枣泥，与鸡内金粉、面粉混合，加水、糖和成面团，做成薄饼，用文火烙热即成。

功效：温中健脾。

适应证：用于脾阳不足证。

📝 参芪薏苡仁粥

组成：党参 12g，黄芪 20g，炒薏苡仁 60g，粳米 60g。

制作：将上料洗净，泡透后，一起放入锅内，加适量清水，用文火煮熟成粥即可。早晚餐佐食用。

功效：健脾祛湿。

适应证：用于脾虚夹湿证。

（2）药菜

📝 太子参炖鸡

组成：鸡肉 90g，太子参 30g，怀山药 15g，生姜 3 片。

制作：将鸡肉去肥油，洗净切块，太子参、怀山药、生姜洗净。把全部用料一起放入炖盅内，加清水适量。文火隔水炖 1～2 小时，调味即成。饮汤食肉。

功效：益气健脾养阴。

适应证：用于脾胃气阴两虚之证。

📝 白芍石斛瘦肉汤

组成：猪瘦肉 250g，白芍 12g，石斛 12g，红枣 4 枚。

制作：瘦猪肉切块，白芍、石斛、红枣（去核）洗净。把全部用料一起放入锅内，加清水适量，武火煎沸后，文火煮 1～2 小时，调味即成。饮汤食肉。

功效：益胃养阴止痛。

适应证：用于胃阴虚证。

📝 金橘根炖猪肚汤

组成：金橘根 30g，猪肚 150g。

制作：将猪肚洗净切成小块，与金橘根一起加水 2000ml，煲至 500ml 加盐少许，调味即成。饮汤食肚。

功效：疏肝和胃抑酸。

适应证：用于肝胃不和之吞酸。

📝 **百合羹**

组成：百合 30g，蜂蜜适量。

制作：将百合用冷水浸泡 15 分钟左右，择去杂质、洗净、放入小锅内，加适量冷水，用文火煮烂，放入蜂蜜搅匀即可食用。每日 1 次。常服。

功效：养阴润肺。

适应证：久咳、萎缩性胃炎、痛风。

3. 药物养生法

📝 **大宝胶囊**

组成：地黄、天门冬、阿胶、白蜜、黄芪各 10g。

制作：水煎。

功效：益气养阴。

适应证：慢性萎缩性胃炎。

4. 针灸按摩养生法

针灸按摩在改善症状、缓解疼痛、促进消化等方面都有其独特的功效，对于慢性胃炎的养生，效果显著。

针刺主穴取中脘、内关、足三里、胃俞。肝胃不和者加肝俞、太冲、行间；脾肾阳虚加脾俞、气海、三阴交；胃阴不足加三阴交、太溪；瘀血内阻加血海、膈俞；虚证用补法，实证或虚实夹杂用平补平泻法。

慢性胃炎患者要经常按摩足三里、中脘、气海等穴位。每天按摩腹部，以肚脐为中心，由小圈到大圈，再由大圈到小圈，先用右手沿顺时针方向摩腹 100 圈，再用左手沿逆时针方向摩腹 100 圈，直至腹部觉热，舒适为度。可取仰卧位、坐位或站立位，宜口目微闭，心无杂念，面带微笑。这种养生方法，有助消化、健脾胃、提高睡眠质量的功效。

三、养 生 宜 忌

慢性胃炎的患者在饮食方面一定要注意：

（1）定时定量，为避免胃窦部的过分扩张，刺激胃酸分泌，应让患者定时用餐、少吃多餐为宜。急性期可根据病情每日进食 5～7 次，使胃内保持适合的食物来中和胃酸。餐间避免吃零食，睡前不宜进食。症状得到控制后，溃疡面已愈合的患者，可逐步恢复到一日三餐。

（2）避免刺激性食物，如粗粮、荠菜、韭菜、雪菜、豆芽菜、竹笋及干果类、香烟、咖啡、浓茶、烈酒、浓肉汤等。粗粮、荠菜、韭菜、雪菜、豆芽菜、竹笋等食物富含纤维素，质地粗糙，容易对胃黏膜造成机械性损伤，诱发胃穿孔、胃出血等并发症，故而应该忌食。浓茶含过多的咖啡因、茶碱等，可使中枢神经系统的兴奋性增强，促使胃活动也加强，从而导致胃溃疡加剧。因此，在溃疡病康复过程中，应该禁止饮用浓茶、咖啡等物。高度烈酒，会直接损害消化道，导致口腔黏膜炎、咽炎、食管炎、胃炎，而且可以使胃病患者消化功能降低，特别是对胃黏膜有不良影响。因而，胃溃疡患者应该戒酒，以利于病变的康复。

（3）选择细软易消化的食物。如牛奶、鸡蛋、精白面粉、糜粥、烂面条、豆浆、鱼、瘦肉等。纤维少的瓜果、蔬菜，如嫩黄瓜、嫩茄子、嫩白菜叶、西红柿（去皮、籽）、冬瓜、胡萝卜和成熟的苹果、桃、梨等。但牛奶、豆浆不宜多喝，此类食物虽可以一时稀释胃酸，但其所含钙、蛋白质能刺激胃酸分泌。

第六章

老 年 病

老年病又称老年疾病，是指人在老年期所患的与衰老有关的，并且有自身特点的疾病。人进入老年期后，人体组织结构进一步老化，老化意味着逐步发展的物质基础改变与功能的衰退或丧失，物质和功能的改变必然要引起种种的不适甚至疾病，中医学称之为本虚标实、正虚邪盛。所以由衰老引发的许多不适与疾病是生命后期的必然，人与疾病长期共存是老年人的生存常态。

老年病范围很广，凡是 60 岁以上老年人常患的疾病都称之为老年病。经过多年的临床观察统计，发现老年病病种的比例从高至低，内科依次为高脂血症、高血压病、冠心病、老年慢性支气管炎、老年肥胖病、心律失常、糖尿病、慢性胃炎、十二指肠溃疡、陈旧性肺结核、慢性肝炎、脂肪肝、脑血管病；外科为痔疮、前列腺肥大、颈椎病、慢性胆囊炎、胆石症、肩周炎、肺癌、结肠癌；眼科为老年性白内障、青光眼。上述各病有的互为因果，有的发生连锁反应。

老年人的体质特点是精血亏虚，脏腑失养；正气内虚，肺脾气弱；神气不足，心肝血虚，故养生保健应着眼于精、气、神的调养。老年人脏腑亏虚，机体防病能力低下，一旦罹病则难于康复。因此重视治未病，注重个人养生，采取养治结合、以养为主的方法，培补正气，增强机体抗病能力，是延年益寿之良策。

一、养生保健原则

老年病的保健是个综合的、全方位的保健。老年病的养生，最主要的是顺应自然、起居有常，心态平和、保精怡神，适当运动、不逸不劳，膳食合理、食饮有节。中医坚持十条原则：①情志开朗，恬淡虚无；②怡情养性，种花养草；③起居有常，顺乎自然；④适当活动，不至过劳；⑤睡眠充足，早睡早起；⑥居室清洁，阳光充足；⑦宽大为怀，宠辱不惊；⑧吐故纳新，空气新鲜；⑨智能用脑，多做贡献；⑩定期检查，防微杜渐。中医强调，这十条原则，贵在持之以恒，如能几十年如一日地去实践，一定大有裨益。

1. 顺应自然、起居有常

历代养生家都非常重视遵守"法天则地，调于四时"的养生原则。明代著名医家龚廷贤在《延年良箴》中第一条就提出"四时顺摄，晨昏护持，可以延年"。人是和自然界相适应的，四季变化的规律是大自然的客观存在，不以人们的主观意志为转移，因而按大自然变化规律，顺其变化采取相应的养生措施，随季节气候而作适应之变，这是养生第一要则。

顺应四时变化，按季节增减衣着是其中一项重要措施。老年人的衣着既要轻便，又要保暖，既要避风寒，又要防暑热，要小心调理。这是因为老年人大多患有各种慢性疾病或老年性疾病，身体比较虚弱，故应千方百计地防止发生各种外感病，以防因外感招致某些并发症，甚至出现意外。所以老年人要根据季节气候的变化而随时增减衣衫，特别注意颈、胸、背、腿、腰及双脚的保暖。正如《孙真人卫生歌》所说："春寒莫使棉衣薄，夏热汗出需换着，秋冬衣冷渐加添，莫待疾生才服药。"

老年人日常生活须起居有常，生活规律，其核心是"定时定量"。起床、吃饭、锻炼、用脑、学习、午睡、休闲、大便、就寝等等均应定时，形成准点的生物钟，同时还要把握好生活节奏。日常生活安排要科学合理，符合老年人的生理特点，这是老年养生之大要。中医提出少色、少言、少卧、少坐、少食、少房事。老年人为衰阳之体,宜少色或禁色以保精。"言多伤气",少言可以积气生精,精足可以全神。另外,老年人言多善误,不讨儿孙喜欢,反而转喜为忧。"久卧伤气",若长时间卧床休息,则会损伤阳气。老年人应以多动少卧为佳。老年人坐不可久,稍有不舒,可散步活动肢节,保持血脉通畅。饮不可过,过则湿困难化;食不可过,过则壅滞不消。主张"勿极饥而食,食不过饱",少食脾易磨运,有利于健康长寿。

2. 心态平和、保精育神

精、气、神为人之"三宝"。保精、益气、养神为健康长寿之根本。人身之气以顺为健,不顺则病。使气不顺,常见的是过度的情志变化。喜、怒、忧、思、悲、恐、惊,不论何情,强度过大、突然发作、情绪剧烈,都会损人健康甚至夭其寿命。在日常生活中如能做到胸怀开阔、宁静淡泊、从容温和,不患得患失、思虑无穷,就能气机舒畅、血脉和利、乐无病生。中医认为养神以"三乐"约之:少年读书最乐,中年助人为乐,晚年知足常乐。一生恪守前人所说的"三戒":少年时戒之在色(声、色、玩物),中年时戒之在斗(斗力、斗心),老年时戒之在得(患得患失),保持形与神俱,故得长乐永康。

"诗书悦心,山林逸兴,可以延年"。老年人要经常读书看报,常吟诗。诗言志,歌咏情,选择爱好的篇章,领略文章诗词的精妙,可使人心胸开阔、思维敏捷,还可多学习各种专业知识和技能。根据自己的身体健康状况,充分发挥余热,为社会做出新的贡献。如此可减慢脏腑功能的衰退,领略工作学习的乐趣,寓保健于学习、贡献之中。中医指出学而思,思而学,学不厌,诲不倦,博览精取,汲古济新。老中医还认为:明理智,存敬戒,生活知足无嗜欲;人老心不老,退休不怠惰,热爱生活,保持自信,勤于用脑,进取不止。

老年人还应注意处世豁达宽宏、谦让和善,冷静地处理各种矛盾,做到保持家庭和睦、社会关系的协调,从而有益于身心健康。龚廷贤说"家之成败，开怀尽付儿孙""不问子孙贤否""若家贫，子孙不能称意……不可贪饕责备"。这些话劝诫老人不要为儿孙之事而劳神苦思，也不要计较成败得失，应当清心寡欲，安享晚年，不要因为操劳儿孙之事"自速其寿"。

3. 适当运动、不逸不劳

老年人运动锻炼应遵循因人制宜、适时适量，循序渐进、持之以恒的原则。"生命在于运动"，只有坚持不断地运动，才是健身防病之本。老年人多思则脑灵，多视则目明，多听则耳聪，多动则肌丰。人体的衰老主要是自由基在作祟。自由基普遍存在于生物体内，如果增多，就会促使内脏、肌肉、血管、神经等发生衰退老化，促使早衰。若长期坚持运动，就会产生抗氧化酶，对抗自由基的堆积，使机体各组织器官不受损害，达到延年益寿的目的。

长期坚持适量、不间断的体力劳动与体育运动，能保持人体的代谢平衡，促进身心健康，增强抗病能力。运动能改善血液循环，防止心肌缺血，能帮助受损心肌康复，并且可以改善大脑血氧供应，消除大脑疲劳，使反应敏捷。运动还能降低交感神经过度兴奋，提高迷走神经的紧张度，降低小动脉平滑肌的敏感性，减轻小动脉痉挛，可预防高血压发生。运动可减肥，能调整大脑皮层的兴奋与抑制，可安神镇静，消除疲劳，治疗失眠和抑郁症。中医提出老年人锻炼的十六字原则："力所能及，点到而止，循序渐进，持之以恒。"

4. 膳食合理、食饮有节

龚廷贤《寿世保元·饮食》篇告诫世人"人知以饮食所以养生，不知饮食失调，亦以害生。"龚氏又说："善养生者养内，不善养生者养外。养内者，以恬脏腑，调顺血脉，使一身之气流行冲和，百病不作。养外者，恣口腹之欲，极滋味之美，穷饮食之乐，虽肌体充腴，容色悦泽，而酷烈之气内蚀脏腑，形神虚矣，安能保合太和，以臻遐龄。"意即脾胃应时时顾护，若不重视调理脾胃，膏粱厚味虽美在口，而实伤脾胃，反使形体衰愆，加速衰老。老人脾胃虚弱，消化力较差，故平时不注意调理脾胃，可因脾胃功能紊乱而减寿。

老年期膳食总以调整阴阳和脏腑气血之平衡为原则，宜食用清淡易消化又富含蛋白质、维生素和钙质的食物以延缓衰老，增进健康。

①摄食宜多样。中医认为年高之人，精气渐衰，应该摄食多样饮食，使谷、果、畜、菜适当搭配，做到营养丰富全面，以补益精气，延缓衰老。荤素搭配也很重要，应适当吃一些鱼和肉。鱼肉营养丰富，含优质蛋白，极易被人体消化吸收，其吸收率高达96%，脂肪含量很少。人体必需的许多元素，它都有较高含量，如碘、钙、磷、铁等。

②饮食宜清淡。老年人之脾胃虚衰，消纳运化力薄，其饮食宜清淡，清淡保肾气。如果饮食过咸或味道过重，则肾气受扰，难于秘藏，久之就会造成肾虚的问题，所以说"清淡养生"。

③饮食宜规律。老年人胃肠功能差，不必囿于一日三餐，也可少量多餐，如一日4～5餐，尽量适合个人特点有规律地进食。

二、养生保健方法

1. 生活起居养生法

（1）选择合适的住处、床榻、枕头和座椅　住处宜"高燥向阳"。住室要雅洁，"夏则虚敞，冬则温密"。"其寝寐床榻，不须高广""低则易于升降，狭不容浸风"。"被褥厚藉，务在软平"。"三面设屏，以防风冷"。枕头则"宜用夹熟色帛为之，实以菊花，制在低长""低则寝无灌风，长则转不落枕"。座椅，宜用"矮禅床样""坐于垂足缓地，易于兴起""左右置栏，前面设几""缘老人多困，坐则成眠，有所栏围，免闪挫之伤"。

（2）沐浴适度　沐浴环境要温暖、通风，而且水温要合适，不能太高或太低。老年人沐浴的时候，要有家人在家看着。另外，沐浴在四季也应有所不同。夏季应每天沐浴，约20分钟，不宜每天用香皂和沐浴露，这样会使皮肤干燥。春天、秋天、冬天每 2～3 天沐浴一次，沐浴时间不超过 30 分钟。

（3）定时洗漱　面宜常洗，发宜常梳，早晚漱口。

（4）定时排便　保持大小便通畅，及养成定时排便的习惯。

（5）定时睡眠　宜早睡。早睡养肾精，因肾主藏精，按时睡眠对肾的保养和恢复特别重要。但不可嗜卧。嗜卧则损神气，也影响人体气血营卫的健运。宜早卧早起，以右侧卧为佳。临睡前，宜用热水洗泡双足。

（6）饮水　晨起空腹饮水一杯，一天饮水五杯左右。水是许多营养物质的溶剂，是消化、吸收、运输和进行化学反应的媒介，能稀释血液、降低黏稠度、增加血流量。饮水还能利尿，有助于代谢物的排泄。

2. 食疗养生法

（1）老年期的食品选择

谷类：不只是吃米饭，还要吃面包、面条、挂面、凉面、荞麦粉等面食，要使主食花样多一些，为了预防便秘，有时要适当吃一些黑面包、麦饭等。

薯类：马铃薯、甘薯、青芋（山芋）等，无论哪种都可以。特别是甘薯，不仅是为了补充维生素 C，也有预防便秘的作用。

鱼类：要尽可能选用含脂肪少的，例如香鱼、竹荚鱼、鸡鱼、梭鱼、木松鱼、蝶鱼、比目鱼、白鱼、鲈鱼、大头鱼、刀鱼、金枪鱼、公鱼等，根据季节分别选用。

肉类：肉类应该吃含脂肪少的，如鸡脯肉、仔牛肉，或者是牛、猪的里脊肉等。

蛋类：鸡蛋、鸭蛋是蛋白质丰富、营养价值高的食品。每天吃一个为佳。

豆类：大豆制品如，豆腐、烧豆腐、冻豆腐、豆腐皮、发酵豆、黄豆粉等都可以。

乳制品：脱脂乳、牛奶、酸牛奶、黄油等食品为适当。

　　油脂类：要选用含脂肪酸多的植物性油。含脂肪酸多的油脂有葵花油（79%）、玉米油（59%）、豆油（55%）、棉籽油（42%）、芝麻油（38%）、米糠油（30%～35%）、花生油（22%）。

　　蔬菜水果类：要选新鲜时令蔬菜水果，适当调配。

　　调味料：白糖、蜂蜜、盐、酱油、调味汁、豆酱等，都注意不要过量，味道都要淡一点。

　　（2）食补　针对老年人体弱多病的特点，可经常食用莲子、山药、藕粉、菱角、核桃、黑豆等补脾肾、益康寿之食品，或辅以长寿药膳进行食疗。

　　食补须根据体质情况适当进补，如老人肾虚可多吃些如胡桃肉、栗子、猪肾、甲鱼等补肾抗老的食品；多吃些补脑利眠之食品，如猪脑、百合、大枣等，则可防止神经衰弱，推迟大脑老化；多吃些芹菜、菠菜、黑木耳、山楂、海带等，则可预防高血压、冠心病；多吃蔬菜、胡萝卜、猪肝、甜瓜等，则可防止视力退化。

　　冠心病、高脂血症病人饮食：应常食麦片粥，早晚各1次，可以使血胆固醇浓度下降。蘑菇、黑木耳煮汤，用小火煮1小时，常服可降血脂，稳定血压。百合龙眼粥可养心安神，心力衰竭患者可以常服。生山楂、冰糖煮水代茶，每日1次，可降脂、降压。

　　糖尿病病人饮食：可常食用小麦麸粥，治疗糖尿病心烦，其他症状亦可明显减轻。蚌肉加水炖汤，有润燥滋阴作用。苦瓜做菜食，山药粥或蒸山药食用，1日1次，均可起到降血糖作用。

　　老年便秘病人饮食：每天清晨坚持喝1杯淡盐水；绿豆煮烂加蜂蜜，早餐食用，均可缓解便秘。如能多吃蔬菜、水果，且粗细粮搭配食用，可预防便秘。

3. 药膳养生法

（1）药粥

🖋 **茯苓薏苡仁粥**

组成：茯苓10g，薏苡仁20g，大米15g。

制作：先将薏苡仁煮烂，再入白米、茯苓煮粥。

功效：化痰平喘。

适应证：可治痰饮上逆型哮喘。

📝 芡实黑米粥

组成：芡实 15g，黑米 30g。

制作：先将芡实煮烂，后入黑米煮粥。

功效：益肾平喘。

适应证：可治肾不纳气型哮喘。

按：虚喘病人，每天可食用核桃仁，每日 2 次，每次 1 个。

📝 山药莲子粥

组成：山药、莲子各 15g，粳米或糯米 30g。

制作：加水适量煮粥。每日可服用 2 次。

功效：健脾止泻。

适应证：可治脾虚腹泻。

按：腹泻病人忌食油腻厚味，平时可多食大米粥、面片、蛋羹、菜泥及瘦肉、软饭等。

📝 薏苡仁菱角粥

组成：薏苡仁 20g，菱角 20g，粳米 30g。

制作：先将薏苡仁煮烂，后入菱角、粳米共煮。每日早晚各食用 1 次。

功效：健脾益气。

适应证：对肺癌、胃癌、子宫癌有辅助调理作用。

📝 百合薏苡仁大枣粥

组成：薏苡仁 20g，粳米 30g，百合、大枣各 20g。

制作：先将薏苡仁煮烂，后入粳米、百合、大枣共煮炖熟，不放盐，可放葱白一小段（约 10g）。

功效：利水消肿。

适应证：肾病水肿。

赤小豆大枣粥

组成：赤小豆 120g，大枣 20g。

制作：加水煮粥食用。每日可服 1～2 次。

功效：健脾利水。

适应证：脾虚水肿，小便不利。

（2）药酒

首乌益寿酒

组成：何首乌、黑芝麻、黄精、当归、枸杞子、杭白芍、黄芪各 10g。

制作：将上药共煎成浓汁，过箩去渣，兑入 500ml 25 度高粱白酒中。如多配可按比例类推。每日 2 次，每次 20～50ml。

功效：强腰补肾，乌须黑发。

适应证：鬓发早白，肾虚腰酸，腿软乏力，气虚血弱。久服无不良反应。

丹参酒

组成：丹参、赤芍、党参各 10g，檀香、木香、砂仁各 5g。

制作：将上药共捣成粗末，加入 25 度白酒 500ml，浸泡 2 周，澄清去渣，以不见杂质为佳。每日 3 次，每次 20ml。

功效：活血化瘀，益气强心。

适应证：冠心病、心绞痛、心肌梗死等。

枸杞子酒

组成：枸杞子 60g，桑椹子、百合各 20g，莲子 10g。

制作：将上药兑入 500ml 低度白酒内，浸泡 2 周，澄清去渣。或不去掉原药亦可。每日 2 次，每次 20～30ml。

功效：补肾益精，安神滋阴。

适应证：腰背酸痛。

玉屏风酒

组成：黄芪 15g，防风 10g，白术 15g。

制作：诸药共研细末，兑入低度白酒 500ml，澄清去渣。每日 2 次，每次 20～30ml。

功效：补气扶正，抗风寒，防感冒。

适应证：体弱畏风或气候变化时易感冒者。

📝 大黄酒

组成：大黄适量，黄酒或低度白酒适量。

制作：大黄焙干，浸泡酒中。每日 2 次，每次 20～30ml。

功效：清理肠胃，推陈致新，益寿延年。

适应证：老年性便秘。

（3）药菜

📝 枸杞子蒸鸡

组成：枸杞子 15g，母鸡 1 只，绍兴黄酒 15ml，胡椒面 3g，姜、葱、酒、味精、盐各适量。

制作：鸡洗净，枸杞子洗净，姜切大片，葱剖开切成段；将鸡开水汆后，沥净水分，把枸杞子装入鸡腹内，腹部向上，入炖锅内，撒入姜、葱、盐、酒、胡椒面、高汤，用湿棉纸封口，武火蒸 1 小时，揭去纸，去除葱、姜，调味即成。

功效：滋补肝肾。

适应证：适宜男女肾虚，腰膝酸软，头晕耳鸣，视力减退，神经衰弱等症。

📝 杜仲腰花

组成：杜仲 12g，猪腰子 250g，蒜、姜、葱、绍酒、味精、醋、酱油、豆粉、盐、糖、花椒各适量，混合油 100ml。

制作：把腰子切开，去掉筋膜，切成腰花。杜仲加清水熬成浓汁 50ml，姜切成片，葱切节。用杜仲汁一半，加绍酒、淀粉各 15g，用盐调拌腰花，杜仲汁一半，白糖、味精、醋、酱油、淀粉各 5g，兑成滋汁。锅热后加混合油，烧成八成热，放花椒，下腰花、葱、姜、蒜快炒，烹入滋汁，炒匀即可。

功效：补肝肾，健脾胃，降血压。

适应证：适用于肾虚腰痛，步履不坚，阳痿遗精，老年耳聋，高血压等症。

📝 冬瓜煨草鱼

组成：冬瓜 500g，草鱼 250g，姜、葱、盐、菜油、味精、绍酒、醋各适量。

制作：鱼洗净刹好，冬瓜洗净去皮切块。鱼下油锅煎至金黄色，放砂锅内，加冬瓜、姜、葱、盐、绍酒、醋、水，文火煨熟即可，食时调味。

功效：平肝祛风，除热。

适应证：适用于肝阳上亢之头痛眼花、高血压等症。

📝 滋补肝肾方

组成：枸杞子 30g，冬虫夏草 10g，百合 50g，猪肝或羊肝 150g。

制作：枸杞子、冬虫夏草、百合，洗净加水炖开，文火慢煮约 20 分钟，加入猪肝或羊肝及调料适量，再煮约 30 分钟即可，分次吃肝喝汤。

功效：滋补肝肾。

适应证：用于因肝肾阴虚引起的眩晕、眼花、关节屈伸不利、烦热、盗汗等症。

📝 补肾强身方

组成：猪或羊肾一对，黑木耳 100g，花菜 200g。

制作：猪肾或羊肾，剖开去筋膜，冷水泡半日。黑木耳凉水泡开，花菜掰小块，洗净开水焯过。猪或羊肾切丁，与黑木耳爆炒，酌加姜、蒜末及盐，炒至八分熟时加入花菜，翻炒至熟即可。

功效：补肾壮腰，健脾益胃。

适应证：适用于脾胃虚弱引起的腰膝酸软、头晕耳鸣或放化疗引起的面色晦暗、乏力倦怠等。

4. 药物养生法

老年人保健用药应遵循以下原则：宜多进补少用泻；药宜平和，药量宜小；注重脾肾，兼顾五脏；辨体质论补，调整阴阳；掌握时令季节变化规律用药，定期观察；多以丸散膏丹，少用汤剂；药食并举，因势利导。

调肝延寿丸

组成：白芍 300g，当归 200g，木瓜 150g，菊花 100g，枸杞子 300g，山萸肉 200g，石菖蒲 200g，玫瑰花 150g，泽兰叶 15g，淫羊藿 200g。

制作：将上物共为极细末，用上好蜂蜜 2000g，炼蜜为丸。每丸重 9g。每日晨间、睡前各服 1 丸，可常年服用。

功效：养肝肾，怡情志。

适应证：老年人肝肾阴虚，血亏气弱。

老年痴呆症经验方

组成：明天麻 12g，僵蚕 15g，淡全蝎 5g，紫丹参 15g，川芎 10g，法半夏 10g，云茯苓 12g，化橘红 6g，石菖蒲 6g，广郁金 10g，明矾 3g，枳实 6g，姜竹茹 10g，生甘草 6g。

制作：水煎服，每日 1 剂，分 2 次服。7 天 1 疗程。

功效：化痰熄风，通窍益智。

适应证：凡老年人纳运失职，痰浊内生，痰瘀交阻，气机失和，形成老年脑血管性痴呆症者。

老年性眩晕症经验方

组成：制首乌 12g，潼蒺藜 12g，稆豆衣 10g，黄芪 30g，党参 12g，当归 12g，大熟地 15g，川芎 10g，柴胡 5g，升麻 5g，葛根 10g，丹参 15g，蔓荆子 10g。

制作：水煎服，每日 1 剂，分 2 次服。7 天 1 疗程。

功效：益气养血，舒经止眩。

适应证：凡属长期伏案工作，运思操劳，渐而自觉颈项酸痛，头颈眩晕，足膝无力，属脑供血不足，脑血管紧张度增高的患者为宜。

健脑散

组成：紫河车、鸡内金各 24g，土鳖虫、当归、枸杞子各 20g，红参、制马钱子、川芎各 15g，地龙、制乳香、制没药、炙全蝎各 12g，血竭、甘草各 9g。

制作：上药研极细末。早、晚各服 4.5g，开水送服，可连续服 2～3 个月。

功效：通络活血，健脑益智。

适应证：老年痴呆。

按：该方以大补元神的人参为君药，紫河车、枸杞子、当归滋填精血为臣，用川芎、血竭、乳香、没药、马钱子合诸虫，以活血化瘀、疏通脑络为佐，甘草调和诸药为使。方中马钱子又名番木鳖，有剧毒，其炮制恰当与否，对疗效很有影响。一般以水浸去毛，晒干，放在麻油中炸，但是油炸时间太短，则呈白色，服后易引起呕吐等中毒反应；油炸时间过长，又发黑炭化，而致失效。因此在炮制中，可取一枚用刀切开，以里面呈紫红色最为合度。

西洋参黄芪汤

组成：西洋参 5g，黄芪 20g，红枣 20 枚。

制作：将 5g 一支的西洋参切成 4 段，加黄芪、红枣炖汤，先煮 20～30 分钟，早上空腹服头汁；第二天，再煮 20～30 分钟，服二汁，吃红枣；第三天，再煮同样时长，吃第三汁，咀嚼参渣，吸其精华而弃其糟粕。

功效：益气养神。

适应证：老年体虚气弱。

防衰益寿丸

组成：茯神、黄芪、芡实、熟地、黑豆、侧柏叶、黄精、芝麻、山药各 50g，龙骨、琥珀、珍珠各 5g，紫河车 15g，何首乌 30g。

制作：上药研末，炼蜜为丸。温水送服，每次 5g，每日 2 次。

功效：抗衰强身，补肾气固精血。

适应证：适用于老年人五脏虚衰者。

野山参、冬虫夏草

组成：野山参若干、冬虫夏草 6～8 根，红枣 2 枚。

制作：水煎服，每日 1 次。

功效：补中益气。

适应证：老年气虚体弱。

按：常规冬令进补和一年二十四节气进补。从冬至至立春。二十四节气进补法是每隔半个月，于节气前一天和节气当天，均在晚上，分别服野山参粉剂 1g。

养肝明目方

组成：枸杞子 100g，女贞子 100g，杭菊花 50g。

制作：焙干，共研细末或装入胶囊，每日 3～4 次，每次服 15g。

功效：养肝明目。

适应证：适用因肝血不足引起的双目干涩、视物不清、头晕眼花、视力疲劳等症。

补肾壮阳方

组成：枸杞子 250g，蛤蚧一对去头足，肉苁蓉 200g，大枣 50g，低度白酒适量。

制作：上药装广口瓶，兑入低度白酒（需高于药面约 3 厘米），每日搅动，封存半月后用。

功效：补肾壮阳。

适应证：用于肾气虚损，肾阳不足引起的阳痿早泄、遗精尿频、腰冷肢痛、下肢无力等症。

按：除上述经验方外，独参汤、生脉饮、十全大补汤也是老年常选方剂，其中用红参益气固脱效果最好，黄芪用量宜在 30g 以上。

如果身体没有什么偏性，可以服用填补精血、活血化瘀的中药，能起到延缓衰老的作用。如六味地黄丸、杞菊地黄丸、首乌延寿丹、丹参片、虫草、何首乌、女贞子、旱莲草等。

老年人常服杞菊地黄丸可明目，常服桑椹、黑芝麻、制首乌、枸杞子、女贞子、肉苁蓉、锁阳、核桃仁、大枣等能补肾健脑。

5. 运动养生法

（1）散步 老年人清晨应到户外散步，适当活动筋骨。平旦乃阴阳交接，阳气逐渐升发旺盛之际，活动可以振奋阳气，促进气血运行。运动可促进胃肠蠕动，增进食欲、有助消化。晨练贵在坚持，不管天气变化，刮风、下雨、降雪，可于走廊、公园避风处坚持进行，每次半小时至 1 小时。晚饭后、临睡前则在住房前后空旷区散步，然后洗漱休息。

（2）导引　适合老年人的导引项目有太极拳、五禽戏、八段锦、老年体操等。对老年人来说，这些运动，柔中有刚，动而不累，既可强身，又能治病，对于防治冠心病、高血压、中风后遗症等有很好的效果。

6. 按摩养生法

①发宜多梳：每日梳头 3～5 遍，每遍 30 次左右。多梳发能疏通头部经络，按摩头发根部，可起到清头明目的功效。

②面宜多擦：用双手揉擦面部，每天 10 次。擦面部可防止面部皮肤老化及减少皱纹。

③目宜常运：让眼球经常上下左右转动，每日转动眼球 10 次。有明目清神作用，可增加眼球局部血液循环，防止视力衰退。

④耳宜常弹：两掌心掩耳，静心，用手指弹击后脑 10 次，而后突然张口。弹耳可防止耳聋，增强记忆。

⑤舌宜抵腭：舌抵上腭不要用力，宜轻抵自然。此法能使任督二脉相通，达到阴阳平衡的目的。

⑥齿宜数叩：叩齿可以固齿清热，并能治疗慢性牙周病，每次轻叩30 次左右。

⑦腹宜常摩：腹为肠胃内脏所在，常做腹部按摩有利于消化，可治消化不良肠胃功能障碍。

⑧谷道常撮：即肛门有意识地向上撮提，可防治痔疮、慢性前列腺炎。

⑨肢节常摇：即四肢宜常活动，通过四肢促进内脏及全身的气血运行，以增强体质。

⑩足心常擦：以手心擦足心，可以交通心肾，预防失眠多梦。

以上十法时时练习，持之以恒，可强身健体，防止衰老，也可防范老年人的一些常见疾病发生。

三、养 生 宜 忌

（1）炎热夏季，常遇暑热兼湿之候，腠理开泄，汗出亦多，人们喜食生冷。寒凉之物太过，则伤脾胃。因而在夏天切忌过食生冷，少食油腻厚味、烹煎动火之物。饮膳宜甘寒，利湿清暑，少油之品。可选食绿豆、冬瓜、西瓜、苦瓜、丝瓜、蔬菜等。

（2）服药期间忌食海藻类、蛋类、虾蟹及含碱、矾之食物，如油条、粉丝等。在治疗期间，应适当增加高蛋白、低脂肪饮食，多吃新鲜蔬菜、水果。

（3）忌食高糖高脂，及有伤津耗液之弊的辛辣、腥膻食品及发物，如油炸食品、海产品、辣椒、羊肉、猪头肉、咖啡等。

（4）饮酒要适量，特别要避免饮酒与吸烟同时进行。

（5）运动次数每天一般宜 1～2 次，时间以早晨日出后为好，晚上可安排在饭后一个半小时以后。对于中老年人而言，还应当注意随四时季节变化调整晨起活动的时间。春夏阳气生，天亮得早，可于 5、6 点左右爬山散步，导引吐纳；而时值秋冬，天气寒冷且天亮得晚，中老年人不宜早起，尤其不宜过早离家外出锻炼。

（6）饭后不宜马上运动。一般饭后先休息半小时再运动，因饭后马上运动的话，不利于食物的消化吸收。时间长短可因人而异，但贵在坚持。

（7）老年人多数有程度不等的膝关节退行性改变，关节软骨变性，如果练习太极拳时刻意强调下盘功力的锻炼，膝关节于屈曲状态旋转研磨，就特别容易损伤关节软骨、半月板，甚至导致增生的骨片剥落、嵌顿而出现膝关节肿胀疼痛等一系列运动损伤的发生。

（8）运动养生应注意不要太执着，要灵活调理运动时间，如顺应天时还包括不要在太冷、太热、大风、大雨或大雪天气仍然坚持锻炼。

（9）老年人肌肉弹性降低、骨质日益疏松，发生骨折的危险性增加，所以应在静养中适当运动，动静结合才更有助于益寿延年。

（10）在平时运动时，不可过于激动，否则易突发心肌梗死、脑出血，很危险。只有保持平稳的、愉快的、轻松的心情去参加体育活动，才能达到强身养性的保健目的。

（11）老年人运动以安全为第一，忌在恶劣气候环境中锻炼，以免带来不良后果。例如盛夏季节，不要在烈日下锻炼，以防中暑或发生脑血管意外。冬季冰天雪地，天冷路滑，外出锻炼，要注意防寒保暖，防止跌倒。

老年人须定期进行体检，及早发现一些不良征兆，及时进行预防或治疗。老年之病，虚实夹杂，若病情危重时以扶正为主，留人治病。处理时当遵循人为本，病为标，正为本，邪为标的原则，注重扶助正气，固本培元，留人而后治病。

第七章

肿　瘤

肿瘤是全身性疾病。人体为一个有机整体，肿瘤是全身失调的局部表现，它的发生、发展、复发、转移是不同机体病症在其局部的反映。在临证诊疗中，强调治病求本、整体调理、多方入手及标本兼治。既注意消除外在致病因素，顾及局部病灶，更重视调动和提高人体自身的抗癌能力，调动机体内环境，增强机体自身免疫监视功能。充分利用中药多层次、多环节、多靶点的治疗优势进行整体调节，亦重视手术、化疗、放疗等手段对局部肿瘤的治疗作用。

恶性肿瘤是人类第二大死因，在 35～54 岁人群中居死因首位。医学的进步让肿瘤患者治愈率和存活率提高，但部分患者经治疗症状控制后，仍有癌变转移和复发风险。因此，恶性肿瘤康复需发挥中西医在预防、康复及养生保健方面优势，综合手术、化疗、功能训练及养生康复方法，利用体内自疗功能巩固疗效、防止复发，延长患者生命并提升生活质量。

一、养生保健原则

1. 精神舒畅，切莫忧郁

情绪是人类对外界刺激而产生的反应，可分积极情绪和消极情绪。前者包括喜悦、快乐、喜爱、愉快、满意、舒畅等，后者包括忧愁、愤怒、悲伤、惊恐、痛苦、不满、嫉妒等。情绪在各种疾病中起着重要作用。有研究认为：动脉硬化、高血压、心脏病、溃疡、恶性肿瘤，这些疾病的发生，多与精神情绪不佳相关。《素问·上古天真论》指出："恬淡虚无，真气从之，精神内守，病安从来，是以闲志而少欲，心安而不惧。"说明积极稳定的精神情绪，可以预防疾病，维护健康。

恶性肿瘤是当前危害人类健康的主要疾病之一，癌症患者的治疗与康复，不仅取决于生物学因素，还取决于精神心理因素。大量的肿瘤患者在诊断治疗过程中，承受着躯体的痛苦和强大的精神压力，所以患者在化疗期间同时采取音乐疗法治疗，能够优化心理状态，激发情感效应，减轻化疗副作用，增强免疫功能，提高肿瘤患者生活质量，同时能减少药物治疗对肝肾功能的损害。

2. 营养均衡，饮食有节

人到中年以后，心、脑血管疾病、肿瘤等患病率增加，这大多与起居无常，饮食失节等有一定的关系。因此，要想少生病，多添寿，就必须做到生活起居规律化。

（1）营养均衡　每天吃定量的盐、蔬菜、水果、肉类等，可保持足够量的摄入和排泄的平衡。

微量元素和维生素的摄入平衡也在饮食中占重要地位，例如缺锰影响生育、生长缓慢、运动异常、骨质疏松。如摄入磷过多则会降低锰的吸收，故磷与锰的比例应当平衡，含磷丰富的食品有牛奶、蛋、肉类，含锰丰富的食品有小麦胚芽、坚果、麦麸、绿叶菜等。

另外要注重异地食品互补。有专家建议，应吃些离自己家乡较远的地方出产的食品，能补充身体里可能缺乏的某些成分。因此，北方人要多吃南方菜，南方人要多吃北方菜。

（2）多吃水果　杏果和杏仁中含有苦杏仁苷，经消化分解后可产生氢氰酸和苯甲醛，起到防癌、抗癌作用。中国新疆有些地区盛产杏，这些地区的维吾尔族人长寿的人较多。葡萄皮等许多水果中都含有抗癌成分，如维生素 C、类胡萝卜素、维生素 E、类黄酮、叶酸、微量元素硒、酚类、吲哚类、萜类物质等都和抗癌、防癌相关。

（3）饮食有节　饮食定时定量，细嚼慢咽，不吃腐败变质之物，情绪稳定，饭后散步摩腹。

此外，黄曲霉素、青霉、毛霉等代谢产物多为强致癌物，黄曲霉素 B_1 最为危险。这些霉素主要关联肝癌、肾肿瘤和结肠癌，如黄曲霉素致肝癌能力远超致癌物二甲基亚硝胺。黄曲霉素主要污染粮油及其制品，花生米、花生酱、花生油污染概率高，大米、玉米次之。为此，专家建议家庭购粮不宜过多，食用油不宜久放，随购随吃。变色、有沉淀的花生油、豆油等应丢弃，避免风险。

3. 生活规律，起居有常

《管子形势解》提出："起居时，饮食节，寒暑适，则身利而寿命益；起居不时，饮食不节，寒暑不适，则形累而寿命损。"

就寝、起床都要按时定点，形成规律，最不合适的是贪看电视、通宵打麻将，影响睡眠，影响身体恢复健康。只要精神、体力允许，就要抽出时间参与锻炼，但要量力而行，循序渐进。

二、养生保健方法

1. 食疗养生法

肿瘤患者一般应选择滋阴润燥的饮食，此类食物主要有：花生、百合、山药、莲子、梨、香蕉、甘蔗、葡萄、杏仁、枇杷、罗汉果、柿子、金柑、橙子、柚子、萝卜、白菜、菠菜、蘑菇、冬瓜、丝瓜、胡萝卜、白鸭肉、龟肉、鳖肉、猪肺、银鱼、鹌鹑蛋、白木耳、紫菜、芝麻、燕窝、蜂蜜、牛奶等。这类食物性味甘凉平，营养丰富，具有滋阴润燥养肺等功效，能提高人体的免疫功能，起到扶正防癌的作用。

（1）大蒜　大蒜中含硫化合物有促进巨噬细胞和 T 细胞功能的作用，从而可增加细胞免疫功能，这也对防治肿瘤有利。大蒜在烹饪中主要做调料，虽为"配角"但吃法颇多，而且在民间流传久远。

糖醋蒜：健脾开胃、化积利咽。老陈醋加糖熬开放凉。鲜蒜剥皮晾 1～

2 天，放入醋内封口，放阴凉处 10～15 天即可食用，一般年底操作，春节时吃饺子可蘸醋吃蒜，称"腊八蒜"。鼻咽癌放疗者常口干、口淡，影响食欲，用糖醋蒜可刺激口腔唾液分泌，缓解口干，增加食欲。

（2）萝卜　萝卜对健康非常有益，生熟皆宜。萝卜性平微寒，有清热解毒、健胃消食、化痰止咳等诸多功效。

（3）鸡蛋　鸡蛋中还含有较多的维生素 B_2，它可以分解和氧化人体内的致癌物质，鸡蛋中的某些微量元素也都具有防癌的作用。

（4）抗癌蔬菜的分类可有如下几种：

①十字花科植物：这类蔬菜的头状花序呈十字形排列，多以其茎、叶食用，如大白菜、小白菜、卷心菜、花菜、油菜等。这类菜含吲哚类衍生物，可诱导多种酶的活性，起到抗癌作用，并且多含微量元素钼和锌。中医认为性味多偏凉，清热解毒作用明显。

②根茎类蔬菜：如胡萝卜、萝卜、莴苣、竹笋、红薯等，有些也属于十字花科植物，但以地下根茎部分食用，多含胡萝卜素等，用以防癌。含纤维素多，中医称有利膈宽肠、降逆理气的功效。

③海藻类植物：如海带、紫菜、昆布等食品。从中可提取多糖类物质，提高免疫功能以防癌，并且含碘量高，维持甲状腺正常功能。中医理论认为性味多属寒，具有软坚散结，消瘿破积功能。

④食用菌类：如香菇、草菇、金针菇，以及黑木耳、银耳等，富含多糖类及核糖核酸，促进细胞免疫和干扰素的生成。中医认为多性平、味甘，有补气、化痰作用，常是扶正与祛邪兼而有之。

（5）肿瘤发热食疗方

📝 **经验方**

组成：银耳水发 100g，燕窝 10g 泡发，粳米 50g。

制作：煮粥，酌加冰糖调味。

功效：滋阴清热。

适应证：肿瘤发热患者。

📝 **经验方**

组成：杭白菊 10g，用纱布包好，鲜芦根 100g，糯米 50g。

制作：煮粥，加冰糖调味。

功效：滋阴清热。

适应证：肿瘤发热患者。

📝 **经验方**

组成：白梨约 300g，切块，桑椹子约 50g。

制作：煮水，加糖食用。

功效：滋阴清热。

适应证：肿瘤发热患者。

📝 **经验方**

组成：绿豆 50g，薏苡仁 100g，西洋参片 5g。

制作：绿豆、薏苡仁先泡半日煮粥至熟，加西洋参片再煮 10 分钟，加糖喝粥。

功效：益气清热。

适应证：肿瘤发热患者。

📝 **经验方**

组成：水鸭 1 只，荸荠约 200g。

制作：水鸭去内脏，切块，清炖至半熟，荸荠洗净削皮切块加入，炖熟酌加调料即可。

功效：滋阴清热。

适应证：肿瘤发热患者。

（6）放化疗厌食食疗方　肿瘤患者的厌食原因有多种，中晚期肿瘤患者常有厌食，是因为肿瘤组织本身分泌的物质有时可抑制食欲。

📝 **经验方**

组成：猪肚或羊肚一个约 200g，山药 200g。

制作：猪肚或羊肚，洗净去脂膜，切块文火慢煮至烂熟，酌加盐及调料，山药去皮切块，加入煮烂，吃菜喝汤。

功效：补脾益胃，培护正气。

适应证：用于放化疗引起的厌食。

📝 **经验方**

组成：粳米 100g，鲜橘皮 50g 或干橘皮 15g（陈皮也可）。

制作：粳米煮稀饭至八分熟时，加鲜橘皮或干橘皮，继续煮约 10 分钟，加白糖喝粥。

功效：健脾开胃。

适应证：用于放化疗引起的厌食。

📝 **经验方**

组成：橘子 200g，山楂 100g。

制作：橘子去皮，榨汁备用。山楂洗净掰开煮烂、捣碎、去核、放凉，兑入橘汁及白糖即可。

功效：健脾消食。

适应证：用于放化疗引起的厌食。

📝 **经验方**

组成：麦芽 200g，鸡胗 100g，粳米适量。

制作：粳米、麦芽洗净煮粥至八分熟。鸡胗洗净切小块，加入粥内，慢火煮约 20 分钟，调味。

功效：健脾开胃。

适应证：用于放化疗引起的厌食。

📝 **经验方**

组成：绿茶 5g，鸭梨 100g，糯米 100g。

制作：绿茶用纱布包好，鸭梨切块，水煮约 20 分钟。去掉绿茶，加入糯米，调好水量，煮粥。

功效：滋阴开胃。

适应证：用于放化疗引起的厌食。

📝 **经验方**

组成：鲫鱼约 200g。

制作：鲫鱼去鳞及内脏，加入生姜、葱、蒜、醋等调料煮汤，分次喝汤吃肉。

功效：健脾开胃。

适应证：用于放化疗引起的厌食。

（7）放化疗呕吐食疗方

📝 经验方

组成：大麦 100g。

制作：大麦先泡半日，煮粥，加少量小苏打、糖及盐，以喝米汤为主，加小苏打以防治因呕吐发生的代谢性酸中毒。

功效：健脾止呕。

适应证：放化疗引起的呕吐。

📝 经验方

组成：猪肚或羊肚半只，鲜姜 50g。

制作：猪肚或羊肚，去脂膜，开水焯过后切丝，慢火煨汤，快熟时加鲜姜切片再煮 10 分钟即可。

功效：健脾止呕。

适应证：放化疗引起的呕吐。

📝 经验方

组成：橘皮、佛手各 50g，藕粉 50g。

制作：橘皮、佛手文火炖约 50 分钟，藕粉冷水泡开后加入煮开，稍加白糖调味。

功效：健脾止呕。

适应证：放化疗引起的呕吐。

📝 经验方

组成：猪或羊腔骨约 500g，白萝卜 1200g，干姜、橘皮各 50g。

制作：猪或羊腔骨慢火煨烂，白萝卜切块，干姜、橘皮加入，再煮约 20 分钟，加盐及调料，频频喝汤。

功效：健脾止呕。

适应证：放化疗引起的呕吐。

（8）肿瘤腹泻食疗方

📝 **经验方**

组成：白面约 200g。

制作：白面慢火微炒至发黄，取出少许，以滚开水冲炒面，酌加糖、盐调味。

功效：健脾止泻。

适应证：肿瘤引起的腹泻。

📝 **经验方**

组成：粳米 200g，茯苓粉约 50g。

制作：粳米煮粥，至八分熟时加入茯苓粉，调匀，再继续煮熟，加糖喝粥。

功效：健脾止泻。

适应证：肿瘤引起的腹泻。

📝 **经验方**

组成：糯米 100g，山药 100g，粟子 100g。

制作：糯米先泡后煮稀饭，近熟时加入山药切块、粟子，慢火煮熟后加糖调味。

功效：健脾止泻。

适应证：肿瘤引起的腹泻。

📝 **经验方**

组成：莲子、芡实米各 50g，小米 50g，大枣适量。

制作：莲子、芡实米先泡半日，与小米、大枣熬粥，调味喝粥。

功效：健脾止泻。

适应证：肿瘤引起的腹泻。

📝 **经验方**

组成：柿饼、山楂、黑枣，各等份。

制作：柿饼去蒂、山楂及黑枣去核，各等份，切块捣烂如泥，加水煮开后加糖，酸甜可口，随时食用。

功效：健脾止泻。

适应证：肿瘤引起的腹泻。

按：腹泻者饮食不可过多，要保证营养，也要照顾胃肠休息。饮食应少纤维素和少油脂。刺激性食品和煎炸食品，荤腥厚味均属不宜。有人喝奶会加重腹泻，可因人而异或与酸奶同饮。

（9）化放疗脱发食疗方　化疗药阿霉素、紫杉醇、诺维本、异环磷酰胺等可以刺激毛囊，引起脱发。但多数放化疗所致脱发，结束后可再长，不必为脱发苦恼，积极调养、充满信心，头发自会重生。

📝 **经验方**

组成：黑芝麻100g，核桃仁100g。

制作：黑芝麻，核桃仁洗净先泡半日，加小米适量煮粥，早、晚食用。

功效：补血生发。

适应证：化疗放疗引起的脱发。

📝 **经验方**

组成：黑豆500g，黑芝麻100g。

制作：黑豆先泡半日，上笼蒸熟，黑芝麻炒熟捣碎，加细盐少许混合，每餐酌情食用。

功效：补血生发。

适应证：化疗放疗引起的脱发。

📝 **经验方**

组成：水发海带约200g，菠菜200g。

制作：水发海带开水焯过切丝，菠菜开水焯过切段，芝麻酱、精盐、味精凉拌当菜食用。

功效：凉血生发。

适应证：化疗放疗引起的脱发。

2. 药膳养生法

（1）药茶

📝 **大黄茶**

组成：生大黄适量。

制作：大黄 3～10g/日，泡水代茶。

功效：通腑泄浊、清热燥湿，活血化瘀、祛瘀生新。

适应证：便秘、心脑血管病及肿瘤。

📝 **银杏叶茶**

组成：银杏叶适量。

制作：银杏叶 10g/日，泡水代茶饮。

功效：排毒。

适应证：肿瘤。

📝 **玫瑰花茶**

组成：玫瑰花适量。

制作：玫瑰花 6～9g/日，泡水代茶饮。

功效：排毒。

适应证：肿瘤。

（2）药粥

📝 **经验方粥**

组成：黄芪、薏苡仁、绿豆、扁豆适量。

制作：用黄芪煮水，除去药渣后，再加入薏苡仁、绿豆、扁豆三种药材继续熬煮成粥，等冷却后放入冰箱贮存。每天早晚取出少量，用微波炉加热后即可食用。

功效：预防肿瘤、降血脂。

适应证：肿瘤预防。

📝 **薏苡仁菱角粥**

组成：薏苡仁 20g，菱角 20g，粳米 30g。

制作：先将薏苡仁煮烂，后入菱角、粳米共煮成粥，每日早晚各食用 1 次。

功效：健脾益胃。

适应证：对肺癌、胃癌、子宫癌确有保健抗癌作用。

（3）药菜

📝 **益气养血方**

组成：猪或羊腔骨 1000g，人参 50g，大枣、花生各 50g。

制作：猪或羊腔骨 1000g 剁块，炖约 1 小时，加入人参 50g，大枣、花生各 50g 及调料，再炖 1 小时即可。分 4～5 天食用。

功效：益气养血。

适应证：用于元气受损、身体羸弱，动则心悸气促、萎黄汗出，体虚胃寒或晚期肿瘤患者及放化疗引起的气血双亏。

3. 药物养生法

📝 **健脾养胃方**

组成：薏苡仁 200g，党参 20g，生花生米及大枣各 50g。

制作：薏苡仁先泡 2 小时，与上料煮粥。

功效：健脾益胃，补气生血。

适应证：脾胃虚弱、食欲不振、乏力倦怠、完谷不化、纳呆便溏或放化疗引起的消化功能下降。

📝 **健脾利水方**

组成：薏苡仁 200g，赤小豆 50g，高粱米 100g。

制作：上料泡 2 小时后，一起煮粥。

功效：健脾利水，化湿去浊。

适应证：因脾阳不振、脾失健运引起的湿浊内生，水湿不化，胸水腹水，少尿或泄泻等症。

📝 **清肺止咳方**

组成：生薏苡仁 200g，百合 50g，鲜藕 50g，白萝卜 50g，冰糖少量。

制作：生薏苡仁泡 2 小时后煮粥至刚熟，加入百合、鲜藕、白萝卜、冰糖，再煮 20 分钟即可。

功效：清肺止咳。

适应证：可用于因痰热内结引起的发热咳嗽、黄痰腥臭、胸闷气逆或痰中带血。

冬虫夏草

组成：冬虫夏草适量。

制作：肿瘤手术后，开始时每天 1 次，每次 3～4 根，炖服，先饮汁，后将全草咀嚼，连渣咽下。保养期间，每周 3 次。

功效：滋补肝肾，培护正气。

适应证：肿瘤手术后。

野山参

组成：野山参若干。

制作：研粉，每日吞服适量，保养期间采取维持量。

功效：补气强身。

适应证：肿瘤手术后。

枸杞子

组成：枸杞子适量。

制作：用枸杞子配膳和药用吃法颇多，蒸煮和水煎均可，事先应将枸杞子洗净，注意剂量，一般应以少量长期服用为佳，不可顿服过量。

功效：滋补肝肾。

适应证：肿瘤预防及病后调理。

三、养 生 宜 忌

（1）肿瘤病人补养宜清淡饮食，而当忌肥甘油腻、辛辣厚味之物，以免病情加重或缠绵难愈。可选用水果、蔬菜、瘦肉等食物，或根据不同的病证，选用药膳配合治疗。

（2）肿瘤患者有诸多痰湿壅盛、水湿内停的临床症状发生，也不宜多用补阴食品。如患者出现痰多、头面四肢水肿、胸腹水、心包积液等表现，多为体内阴液过盛，这种情况下不宜用甲鱼、西洋参大补阴液，否则会加重病情。

（3）辨证施补，对症食疗。应用养阴生津食品的同时，还应注意少用温热香燥之物，如胡椒、辣椒、肉桂、干姜、狗肉、韭菜、茴香等，这些食品多辛辣刺激，可耗伤津液，使养阴食品失去作用。也应少用利水之品，以免造成阴液的丧失，如西瓜、薏苡仁、赤小豆、冬瓜等。其次，养阴食品多为滋腻之品，容易引起腹泻，故在一般饮食中，应少用荤腥厚味及其他容易引起腹泻的食物。

（4）忌食虾酱、酸菜等腌制菜品。

（5）少吃煎炸的食物。

（6）食不过烫。

第八章

感　冒

　　感冒，俗称"伤风"，是常见呼吸道疾病。临床以鼻塞、咳嗽、头痛、恶寒发热、全身不适为其特征。全年均可发病，尤以春季多见。现代医学认为：人体在受凉、淋雨、过度疲劳等因素诱发下，全身或呼吸道局部防御功能降低时，原已存在于呼吸道的或从外界侵入的病毒、细菌可迅速繁殖，引起本病，以鼻咽部炎症为主要表现。

　　感冒一般分普通感冒和流行性感冒两种。引起普通感冒的主要为鼻病毒，普通感冒一般一周左右就会自然痊愈。流行性感冒则病程更长，其特点是起病急，传染性强。基本症状为高热、全身酸痛、眼结膜炎，鼻塞不畅、咽部疼痛等，少数免疫力低下的人会引起并发症，导致心肺功能衰竭而致人死亡。

　　大多数人认为感冒是小病，常常忽视它，医生也往往以小疾易治而不深究它。殊不知一不注意，小病拖成大病，甚至有时因为失治误治造成重症。一部分人一感冒就自行服用抗生素和市面上可购买的感冒药品。市场上治感冒的西药，多数没有抗病毒功效，并且经常服用此类药物，也具有一定的副作用。滥用抗生素更是危害无穷。因此选择一些安全有效的方法来防治感冒，就显得极为重要。

一、养生保健原则

1. 虚邪贼风，避之有时

"虚邪贼风，避之有时"，是感冒未病先防的至理名言。其关键就是慎避风寒，尤其是四时交替之际，气温骤变，更要及时更衣，注意规避。名老中医均非常注意防寒保暖，主张春捂秋冻，加强适应气候能力。

2. 正气存内，邪不可干

坚持运动锻炼，可以强身健体，提高正气，增强抗病能力，有效地抵制外邪的侵袭。多数名老中医均有适合自己的运动锻炼方式，并持之以恒。

3. 病后早治，防微杜渐

一旦着凉感冒后，即应尽早治疗，尤其是患有宿病的人群和体质虚弱的老人儿童，更应该尽早治疗，防微杜渐，预防疾病的传变和恶化。名老中医深知感冒的危害，均非常重视感冒的早期治疗。

二、养生保健方法

名老中医对感冒的预防保健非常关注，也都有很多身体力行的经验和方法。分述如下：

1. 生活起居养生法

（1）衣着

①随气温高低而调整衣着，适体衣服随季换，做到春寒未消衣稍暖，预防感冒；夏则求凉不着凉，少吹风扇；秋高气爽穿较暖，避免受寒防燥咳；冬着呢绒毛线衣，适合身体不太厚。

②遵守"春捂秋冻"的自然规律。

③起居作息应按照四时规律，秋冬季节，天气转冷，注意防止受寒、燥咳等。

（2）盥洗

①冷水浴：长年坚持冷水浴能使人肌肤紧密，腠理坚固而使身体抵抗外邪的能力增强，进而少患感冒，最终达到身体强健，寿命延长的目的。

②泡脚：临睡前以热水浴足，水温在 45～50℃，先浸泡 10 分钟，其后再清洗。有的老中医坚持数十载，过耄耋之年，仍牙齿齐全，精力旺盛，很少感冒吃药。

③冲洗鼻孔法：对于初期感冒，鼻流清水或喉部不舒服时则多饮水、多休息、防止疲劳，并用清洁小茶壶将稍凉的温开水倒于鼻孔内，一部分水流入口腔后吐弃之，其余水从鼻腔擤出来，如此每天进行 2～3 次，把鼻腔和喉部的细菌、病毒及黏液杂物咳出和擤出。

2. 食疗养生法

感冒与饮食有密切关系，应减少油腻肉食，尽量减少公共场所用餐，按时有规律地用药调理身体状态，多吃绿叶蔬菜，春季多吃野菜。

🖉 食醋
临床报道，通过食醋可以预防感冒。

🖉 食姜
冬天早晨，适当吃点姜，可驱散寒冷，预防感冒。

🖉 葱姜汤
组成：葱、姜，食盐、醋少许。

制作：用生姜、葱白熬汤，加食盐、醋少许做成葱姜汤，顿服。

功效：祛风散寒，发散表邪。

适应证：风寒感冒。

🖉 葱姜豉汤
组成：葱白数根，生姜一小块，淡豆豉 10g。

制作：切葱白、生姜，合豆豉，煎水饮。

功效：祛风散寒，发散表邪。

适应证：伤风感冒、鼻塞无汗。

葱辣姜汤

组成：葱白数根，生姜一小块，辣椒末少许。

制作：切葱白、生姜，合辣椒末，煎水饮。

功效：祛风散寒，发散表邪。

适应证：伤风感冒、鼻塞无汗。

酸辣汤

组成：葱、姜、醋适量。

制作：做成酸辣汤，饮后盖被微汗。

功效：祛风散寒，发散表邪。

适应证：风寒感冒。

生姜红糖葱白汤

组成：葱白数根，生姜一小块，红糖适量。

制作：切葱白、生姜，合红糖煎水饮，覆被睡，令出汗。

功效：祛风散寒，发散表邪。

适应证：预防和治疗风寒感冒。

姜糖水

组成：生姜 40g，红糖 40g。

制作：煎水饮。

功效：温中暖胃。

适应证：风寒感冒的预防。

大蒜

组成：大蒜子适量。

制作：剥皮生食。

功效：抗菌祛邪。

适应证：流感、腹泻的预防。

葱头热线面

组成：面条，洋葱。

制作：煮一碗热线面。放些洋葱，趁热吃下，然后盖被而睡。若无洋葱，可放些辣椒粉。

功效：发汗解表。

适应证：风寒感冒。

胡桃仁蘸蜂蜜方

组成：胡桃仁 3 个，蜂蜜少许。

制作：用胡桃仁蘸蜂蜜食之。每日 2 次。从立秋前半个月开始，连服一个月。

功效：补肾温肺，止咳平喘。

适应证：预防感冒。

3. 药膳养生法

（1）药粥

葱姜糯米粥

组成：糯米 100g，葱 10g，生姜 10g。

制作：先将糯米煮粥，下葱、姜后稍煮开，米醋调服。

功效：散寒解表。

适应证：风寒感冒。

服法：将热粥吃半饱，冬令盖被卧取微汗。

荆芥粥

组成：荆芥 10g，薄荷 5g，淡豆豉 10g，粳米 100g。

制作：先将粳米煮成粥，以纱布包前三药入粥再煮 15～20 分钟，即成。服用时将粥温服半饱，覆被静卧，取微汗。

功效：疏风解表。

适应证：风热感冒。

金银花粳米粥

组成：金银花、粳米适量。

制作：熬粥。

功效：疏风清热，利咽消肿。

适应证：风热感冒、咽喉红肿。

📝 生姜粥

组成：生姜、大米适量。

制作：熬粥。

功效：疏风散寒。

适应证：风寒感冒。

（2）药菜

📝 参芪山药排骨汤

组成：沙参 15g，黄芪 30g，山药 30g，陈皮 10g，制女贞子 15g，猪排骨 500g。

制作：将上药洗净，与猪排骨共炖 1 小时左右，吃肉喝汤，汤内不放盐，肉可蘸调料食用。

功效：益气健脾，扶助正气。

适应证：素体虚弱，或病后体虚，食欲不振，易感冒，或小儿营养不良。

📝 参芪煲肉

组成：北黄芪、党参、怀山药、枸杞子各 20g、瘦肉（或猪肘肉，或牛肌腱肉）250g。

制作：煲汤。

功效：补养正气。

适应证：感冒，过敏性鼻炎等疾病的预防。

4. 药物养生法

老年人应积极预防感冒，而一旦感冒后应尽早治疗，以防传变之虞。未病之前，用玉屏风散等药物预防，已病之后，可以银翘片、桑菊感冒片等药物治疗。

📝 银翘水滴鼻

组成：金银花、连翘各 15g。

制作：泡水滴鼻。

功效：清热解毒。

适应证：预防流感。

菊花水（茶）

组成：菊花适量。

制作：泡水。用菊花水揩鼻腔中，每天 2～3 次，连用 5～6 天；并饮菊花茶。

功效：清热解毒。

适应证：预防流感。

流感预防煎剂

组成：生黄芪 9g，防风 9g，广藿香 12g，贯众 10g，鸭跖草 15g，党参 9g，金银花 15g，甘草 7g。

制作：煎汤饮。连服 3 剂。

功效：益气固表。

适应证：预防流感。

玉屏风散加味

组成：生黄芪、防风、白术各 15g，甘草 5g。

制作：煎汤饮。

功效：益气固表。

适应证：气候交替时体质虚弱者预防流感用。

玉屏风酒

组成：黄芪 15g，防风 10g，白术 15g，柴胡 10g。

制作：诸药共研细末，兑入低度白酒 500ml，澄清后去沉渣，每日服 3 次，每次 20～30ml。

功效：补气扶正、抗风寒、防感冒。

适应证：气候交替时体质虚弱者预防流感用。

贯仲芪醋汤

组成：黄芪 50g，贯仲 20g，米醋适量。

制作：醋浸二日。

功效：补气扶正。

适应证：预防流感用，感冒流行时期饮之，每次服 5g。

麻黄煎水

组成：麻黄 6g。

制作：麻黄煎水，冲入各种咳嗽药液中，放入保暖杯中，徐徐饮之。

功效：宣肺解表。

适应证：感冒咳嗽。

姜枣汤

组成：生姜 3 片，红枣 10 枚。

制作：煎汤饮之。

功效：调和营卫。

适应证：冬季预防感冒。

黄芪防风饮

组成：黄芪，防风适量。

制作：煎汤饮之。

功效：益气固表。

适应证：冬季预防感冒。

藿香山楂茶

组成：藿香、山楂适量。

制作：泡茶饮。

功效：芳香化浊，醒脾消食。

适应证：夏季预防感冒。

桑菊感冒片

春夏季节患感冒，可服桑菊感冒片治疗。

参苏理肺丸

幼儿、老年体弱，易患感冒咳嗽，宜服参苏理肺丸。

银翘片（丸）

风热感冒，服银翘片。

板蓝根冲剂

感冒初期，可服中成药板蓝根冲剂，每次 1 袋，开水冲服，每日 3 次，同时服"感冒通"每次1片,每天2次。

📝 感冒清、克感敏

感冒初起鼻塞之时,服感冒清2粒、克感敏1片,2天好转;咽痛时,加服板蓝根1包,痛甚加六神丸10粒吞服。咳嗽时以麻黄6g煎水,冲入各种咳嗽药液中,放入保温杯,徐徐饮之,可帮助咳嗽好转。或用生姜3片,红枣10枚,煎汤饮之。

5. 针灸按摩养生法

(1)针刺穴位防感冒

📝 合谷、曲池、足三里

操作方法:针刺,每天一次,连针5～6天。

功效:预防流感。

(2)按摩穴位防感冒

📝 大椎、曲池

操作方法:按揉。

功效:解表祛邪,可预防和治疗感冒。

📝 印堂、太阳、风池

操作方法:按摩。

功效:解表祛邪,可预防和治疗感冒。

📝 迎香

操作方法:按揉。

功效:预防感冒、鼻炎。

📝 足三里

操作方法:按摩该穴及头、腹部,每天操作。

功效:调理脾胃,预防感冒、鼻炎。

📝 迎香、合谷

操作方法:平日冷水洗脸并按摩迎香、合谷二穴。在感冒流行时,用醋滴鼻,一日3次。

功效:预防流感。

📝 劳宫、涌泉

操作方法：用右手劳宫穴对左足涌泉穴，顺时针、逆时针各旋转按摩60次。左手劳宫穴对右足涌泉穴，同样操作。

功效：预防感冒。

📝 迎香、风池

操作方法：揉搓。

功效：预防感冒。

（3）揉搓鼻梁、耳后

📝 鼻梁、耳后

操作方法：揉搓。

功效：预防和治疗感冒。

（4）刮鼻按摩

📝 鼻梁两侧，迎香穴

操作方法：感冒流行时期，每天早、中、晚三次进行刮鼻按摩，用两手拇指上端关节背面弯凸处，在两眉中间，顺着鼻梁两侧向下刮到鼻孔处止，刮约120下，然后以食指端在鼻孔两侧下，迎香穴旋压20下。

功效：预防流感。

（5）鼻子保健操

📝 鼻部

操作方法：首先搓动鼻翼，用双手的食指、中指指腹在鼻翼旁上下搓动12次，至鼻翼旁发热；然后用右手捏紧鼻翼，用力憋气30秒，感到耳内有胀感，闭气后做深呼吸，每3次为1组，共做3组，此法可疏通鼻窍，促进肺的呼吸功能；另用手指刮鼻梁，从上向下10次；第三步分别用双手手指摩擦鼻尖各12次。

功效：增强局部气血流通，使鼻部皮肤滋润光泽，润肺，预防感冒。

（6）干擦背法

📝 背部

操作方法：双手握住干毛巾两头，让毛巾在后背处来回摩擦100下。

功效：预防感冒，且可预防颈椎病。

三、养 生 宜 忌

老年人脏气虚弱，易感冒，必须注意预防。一旦感冒，须及时治疗，避免病情深入发展，在辨证用药时要慎用解表发散过强的药，如麻黄等，以避免发散过度而损伤正气，可酌加黄芪、白术、防风等益气固表药。

第九章

失　眠

　　失眠是以经常不能获得正常睡眠为特征的一种病证,临床以不易入睡,睡后易醒,醒后不能再寐,时寐时醒,或彻夜不寐为其证候特点,并常伴有日间精神不振,反应迟钝,体倦乏力,甚则心烦懊恼,严重影响身心健康及工作、学习和生活。睡眠是平衡人体阴阳的重要手段,是最好的节能模式,也是最好的休息方式,是恢复精力、维持健康的养生第一良方。因此如何预防失眠,治疗失眠,尤其受到大众的普遍关注。

一、养生保健原则

1. 培养良好的生活习惯,积极入睡

　　失眠亦称作不寐。不寐者,病在阳不交阴也,《灵枢·大惑论》说:"卫气不得入于阴"则不寐,《类证治裁·不寐》认为:"阳气自动而之静则寐(入眠),阴气自静而之动则寤(醒来)。"在中医理论中,夜半子时为阴阳大会、水火交泰之际,称为"合阴",子时是一天中阴气最重的时候,阴主静,所以夜半应安眠。夜晚就寝太晚,影响阴阳的交会,极易引发失眠,所以应该在亥时(21~23 点)上床,在子时进入最佳睡眠状态。

　　防治失眠很重要的一步是改变不良的生活习惯,如睡前饮茶、饮咖啡、吸烟等,还要创造良好的睡眠环境,如避免强光、噪声,尽量不突然改变睡眠环境等。同时要顺应四时,起居作息要因四季不同而调整,春夏夜卧

早起，秋天要早卧早起，冬天要早卧晚起。

2. 养心宁神，舒畅情怀

情绪变化是诱发失眠的一个常见因素，如某些突发事件引起情绪失控，进而导致暂时的失眠；持续性的情绪低落状态则易导致严重的长期失眠。因而培养乐观向上，泰然自若，遇变不惊的积极心态，养心宁神、舒畅情怀，对防治失眠有积极的作用。

3. 积极治疗引起失眠的相关疾病

躯体的不适往往容易导致失眠，尤其是各种疼痛性疾病，如心肺疾病、关节炎、晚期癌症、夜尿症、胃肠疾病、肾功能衰竭、甲状腺功能亢进、帕金森病等常常易引起失眠。因此积极治疗原发病能大大地减少失眠产生的概率。

二、养生保健方法

1. 生活起居养生法

（1）按时起居　按时就寝和按时起床对防治失眠很重要，人到中年，工作再忙也不要熬夜，12 点前一定要睡觉，尤其在子夜 12 点至凌晨 3 点，这是深睡眠时间，是睡眠的黄金时段。而且老年人十点半之前不睡觉，或者长期不按时睡觉，容易彻夜难眠。

（2）睡眠时间　一般认为，中老年人睡眠 6～8 小时即可，睡得过久过短都不适宜。过久，会使神气涣散，智力减退；过短，则疲劳难复，精神疲惫，无论什么时候，只要有睡意，就不要勉强支撑，即使 10 分钟的小憩，也可使神清气爽。

（3）睡"子午觉"　要坚持睡"子午觉"，子时、午时是睡眠质量最好的时间段，每天坚持晚 11 点前（子时）休息，中午午休 15～30 分钟，尤其建议老年人以及虚劳人群坚持"子午觉"。"子时""午时"是人体经气"合阴"及"合阳"的时候，有利于养阴及养阳，这是顺从自然界阴阳消长的养生之道，能够很好地缓解疲劳。

（4）睡眠的环境　良好的睡眠环境很重要。首先床垫的软硬要适度，过软则身体受力不匀，特别是椎间盘突出的患者不宜睡软床；过硬则使人不适，一般在木床上铺 10 厘米厚的棉垫为宜，质地软硬适宜的席梦思床垫也可；再者，枕头的高低也很重要，过低容易使脑部充血，醒后头胀痛、面目浮肿，过高则颈部肌肉易受到牵拉而"落枕"，一般离床面 5～9 厘米为佳；最后棉被应当温暖、柔软、干燥，不宜过于厚重，以免影响呼吸和血液循环。

（5）补水搓身　养成每天坚持喝水与睡前搓身的习惯，对补充体内水分与安然入眠具有良好的养生效果。

（6）舒适的睡眠姿势　侧卧位：当有困意时，可取左右侧卧位入眠。左侧卧时，屈左足、肘，以左手上承于头，伸右足，以右手置于右股间。右侧卧，则反之。睡前力求思想宁静，"先睡心，后睡眼"，这样有助于入睡。

（7）综合法　睡前减慢呼吸节奏。睡前可以适当静坐、散步、看慢节奏的电视、听低缓的音乐等等，使身体逐渐入静，所谓静则生阴，阴盛则寐，最好能躺在床上静心凝神，做到精神内守，泰然安寐。

2. 药膳养生法

（1）药酒药羹

养血安神酒

组成：茯神 10g，炒枣仁 10g，五味子 5g，夜交藤 5g，秫米 5g，白芍 5g，琥珀粉 5g，桑椹 5g。

制作：诸药共研细末，兑入 25 度白酒 500ml，浸泡 2 周过滤去渣。每晚服 30～50ml。

功效：养血安神。

适应证：长期失眠，入睡难，醒得早，多惊恐梦，日久体弱，记忆力差，神疲乏力等症。

虫草百合鸭肉汤

组成：冬虫夏草 3g，百合 25g，鸭肉 100g。

制作：上药按比例配制，先将鸭肉炖 30 分钟，后加入虫草、百合再煮

15 分钟，饮汤并食虫草和鸭肉。

功效：滋阴清热，润肺止咳。

适应证：阴虚火旺、咳嗽气促、口苦咽干、心烦失眠，或中老年人患肺结核病及手足心热、骨蒸潮热、盗汗咯血等症。

📝 胡桃五味子方

组成：胡桃仁 50g，五味子 5g。

制作：上二味洗净，蜂蜜适量，共捣成糊状服食。

功效：益肾安神。

适应证：适用于神经衰弱、失眠、盗汗、耳鸣、遗精者。

📝 胡桃芝麻方

组成：胡桃肉 50g，黑芝麻 50g。

制作：共炒熟研碎后加白糖适量，分顿食用。

功效：补肝益肾。

适应证：适用于神经衰弱，心悸失眠，腰酸耳鸣者。

（2）药粥

📝 柏仁枣仁方

组成：柏子仁、酸枣仁各 10g、粳米 100g。

制作：加水煎煮取汁，加粳米 100g 煮粥，加糖调味服食。

功效：养心安神。

适应证：适用于神经衰弱，失眠健忘，大便干结者。

📝 山楂合欢粥

组成：生山楂 15g，合欢花 30g，粳米 50g。

制作：将生山楂、合欢花同煎 30 分钟，留汁去渣，放入粳米同煮成粥。早晚服食，每日 1 剂，20 日 1 个疗程。

功效：消脂解郁，安神助眠。

适应证：用于脂肪肝兼有失眠健忘者。

📝 枣仁粥

组成：酸枣仁适量，粳米适量。

制作：熬粥。

功效：养心安神。

适应证：失眠。

百合莲子粥

组成：百合适量，莲子适量，粳米适量。

制作：熬粥。

功效：养心安神。

适应证：失眠。

莲心粥

组成：莲子心适量，粳米适量。

制作：熬粥。

功效：健脾养心安神。

适应证：失眠。

茯苓粥

组成：茯苓适量，粳米适量。

制作：熬粥。

功效：健脾养心安神。

适应证：失眠。

秫米粥

组成：秫米适量。

制作：熬粥。

功效：健脾安神。

适应证：失眠。

龙眼粥

组成：龙眼适量，粳米适量。

制作：熬粥。

功效：健脾养心安神。

适应证：失眠。

📝 **郁李仁粥**

组成：郁李仁适量，粳米适量。

制作：熬粥。

功效：润肠通腑。

适应证：腑气不通所致的失眠。

（3）药菜

📝 **柏子仁炖猪心**

组成：猪心1只，柏子仁适量。

制作：将猪心洗净，把柏子仁放入猪心炖烂，捞出切片，调味食用。

功效：养心安神，益智。

适应证：失眠、多梦、健忘。

📝 **杞子南枣煲鸡蛋**

组成：枸杞子15～30g，南枣6～8粒，鸡蛋2枚。

制作：原料洗净，同煮至鸡蛋熟。取出鸡蛋、去壳，入锅再煮片刻后吃蛋喝汤。

功效：养肝安神。

适应证：此药膳适用于肝虚所致的失眠、多梦、魂不守舍等。

📝 **百合鸡蛋**

组成：百合60g，鸡蛋1个。

制作：先将鸡蛋用水煮熟去壳，再同百合一起加水适量煎煮，煮至百合绵软，加糖调味服食。

功效：润肺，养心，安神。

适应证：适用于神经衰弱，心神不宁，心悸失眠，肺热咳嗽者。

📝 **杞子叶猪心**

组成：枸杞子叶150g，猪心1个。

制作：上二味洗净，猪心切成小块，同置油锅内煸炒至熟，加食盐调味食用。

功效：养心安神。

适应证：适用于神经衰弱，头晕口干，心烦不眠者。

按：易失眠之人平素可多食能够养肝血的食物，如桑椹、牛奶、动物肝脏等，同时建议服用能够养心神的食物，如浮小麦、猪心、百合、莲子、黄米等。

3. 药物养生法

📝 小麦大枣甘草汤

组成：小麦 60g，大枣 15 个，甘草 10g。

制作：煎汤服用。

功效：养心安神，和中缓急。

适应证：失眠。

📝 西洋参

组成：西洋参 3g。

制作：隔水炖服。

功效：益气养阴。

适应证：气阴两虚之病证，用于失眠、烦躁、记忆力衰退及老年痴呆等症状。现代研究亦表明，西洋参的有效成分西洋参皂苷有消除疲劳、增强记忆力等作用。

📝 安神益智方

组成：莲子肉 20g，益智仁 10g，百合 30g。

制作：慢火煮烂，加白糖少许。早晚食用。

功效：安神益智。

适应证：用于失眠、健忘、心烦、焦躁。

📝 健脾止泻方

组成：莲子 20g，薏苡仁 10g，鸡蛋 2～3 个，糖或盐（调料自定）。

制作：莲子 20g、薏苡仁 10g 研粉，鸡蛋 2～3 个兑入，酌加开水调匀，可加糖或盐（调料自定），上笼蒸成蛋羹。

功效：健脾止泻，安神助眠。

适应证：失眠，用于脾虚久泻，或肿瘤病人放化疗引起的食少纳呆，恶心便溏。

📝 **养心补肾方**

组成：猪或羊心 1 个，肾脏 1 对，莲子肉 20g，枸杞子 20g。

制作：猪或羊心洗净切块，肾脏剥去外膜，凉水浸泡半日后切块，加入莲子肉 20g，枸杞子 20g，调料适量，炖熟，吃肉喝汤。

功效：养心补肾。

适应证：用于心肾亏虚，心慌失眠、腰膝酸软等症。

📝 **天王补心丹**

组成：丹参、当归、石菖蒲、党参、茯苓、五味子、麦冬、天冬、地黄、玄参、制远志、炒酸枣仁、柏子仁、桔梗、甘草、朱砂。

制作：本品为成品的中成药，有棕黑色的水蜜丸、褐黑色的小蜜丸或大蜜丸，水蜜丸一次 6g，小蜜丸一次 9g，大蜜丸一次 1 丸，一日 2 次，口服。

功效：清热滋阴，养心安神。

适应证：用于心阴不足，心悸健忘，失眠多梦，大便干燥。

4. 导引气功养生法

偶有失眠之时，可选择以下功法。

①静息放松法：即屏除杂念，静卧呼吸，从头至足依次放松，一般在 30 分钟内就可入睡。

②气沉丹田法：深呼吸运转 20 次左右，使情绪逐渐平静，便可徐徐入睡。

③调息法：将思想集中到呼吸方面，使呼吸由粗到细，达到入静境地，就可以安然入寐。

④睡功：盘脚静坐，双手交叉小腹部，劳宫穴向内，意守丹田，然后取"安乐眠"睡姿，即右侧卧位，右手掌垫于右侧耳部，右腿略直伸，左腿放在右腿上。以舒适为宜，然后左手掌放在左腿上，意守下丹田，缓缓即可入睡。

⑤放松功：严重失眠的患者，建议修习放松功，意想一盆水自头顶缓缓

流下，随水流而使身体各部充分放松，则有利于患者消除紧张，气定神闲，自然入睡，即使不能立刻入睡，对改善失眠带来的紧张和焦虑，也能予以缓解。

⑥意念法：偶有入睡困难，便采取"意念"方法，即闭目默念"印堂"穴处，并将双眼凝视该处，摒弃一切杂念，遵照《千金方》所云："能息心，自瞑目"，只需几分钟即可入睡。

5. 其他助眠法

睡前保健，有以下方法：

①洗澡：根据老中医经验，保持睡前洗个温水澡的习惯，有助于入眠。

②泡脚：睡前可用温水泡脚，足部是足三阴经、足三阳经的起止点，与全身所有脏腑经络均有密切关系，用温水泡脚，可以促进心肾相交，心肾相交意味着水火相济，对阴阳相合有促进作用，阴阳合抱，睡眠当然达到最佳境界，同时还有调整脏腑功能、增强体质的作用。

③搓足心：睡前搓足心。足心宜常搓，以手心搓足心，左手搓右足，右手搓左足，各 10 次，可以交通心、肾，使劳宫经气透涌泉，上下旋转，阴阳调和，预防失眠多梦。

④坎离交触法：如果睡眠前头面烘热，两足发冷，这是肾亏于下、虚阳上浮之象，睡眠一定不好。这时则可在睡前用温水洗足，浸泡约 15 分钟，抹干后作"坎离交触法"，即按摩两足心各一周天（即来回按摩左右足心各三百六十五次），两三天就能见效，一般不用服安眠药物，可获良效。

三、养 生 宜 忌

（1）临睡前尽量少进食或不进食，特别要忌饮用或食用茶、巧克力、咖啡、可可等不利于睡眠的食物，并且临睡前不要过多地思考，平时睡前 30 分钟，建议用热水洗脚，并搓脚。

（2）宜早睡早起，午间稍休息（半小时为宜），非不可抗拒的原因，不可昼夜颠倒；切忌贪玩熬夜，尤其是不能熬夜打游戏机、搓麻将、打扑克、看电视等，宜戒除不良嗜好，养成良好的睡眠习惯。

第十章

便　秘

便秘，即大便秘结，是常见的消化道疾病，指粪便在肠腔内滞留过久，致使大便干结、坚硬而难以排出。一般两天以上无大便，或超过个人排便习惯一天以上，且大便干结，排出费力，伴有不适或痛苦感，即可诊断为便秘。

便秘的原因有很多，但主要原因不外有感受外邪、饮食失节、情志失调、禀赋不足等。外邪入侵，冷则寒凝肠胃，热则耗伤津液，而有冷秘、热秘之变；饮食乖违，或肥甘厚味而热结，或恣食生冷而寒凝，致使传导失司，大便秘结；忧思过度，气机郁滞，通降失常，糟粕内停，而大便不通；年老体虚或产后、病后之人，气血两亏，津枯而肠道失调，便下困难，亦有妇女反复妊娠，素体虚弱，或儿童先天不足，禀赋不足，而阳气虚衰，传导无力，渐致大便秘结。

便秘的基本病机为大肠传导失司，但亦与五脏功能，尤其与肝、脾、肾密切相关。肝气郁结，化火伤津；脾气虚弱，传运无力；肾阴不足，肠失滋润；肾阳不足，阴寒凝滞。此外，肺与大肠相表里，如肺气燥结，清肃之气不能下行于大肠，亦可导致肠燥而便秘。凡此种种，或热结，或气滞，或寒凝，或气血阴阳亏虚，均可影响大肠传导，发为本病。

便秘也是老年人的常见病症，可单独出现，也可并见于其他疾患，且对其他疾患的治疗转归有直接影响。老年便秘的病因病机多为本虚标实。所谓本虚，是指老年人脏腑功能衰退，尤其是肾气不足，脾胃功能减弱，或阴血津液不足，肠道干涩不畅，形成"虚而不通"；所谓标实，即食物糟粕壅滞肠腑，使大肠传导功能失调，气机阻塞，形成"实而不通"。

老年人长期便秘不只表现为大便干结难下，同时还多伴有脘腹胀满、食少纳呆、口臭等症状，也可诱发痔疮、肛裂、直肠溃疡等病症，增加直肠癌的发病率，更严重的是排便过于用力还可导致脑卒中、心绞痛、急性心肌梗死等危急病症的发生。因此，保持大便通畅是老年人养生保健的一个重要内容。

一、养生保健原则

功能性便秘往往是由于长期不良的生活习惯、饮食习惯和排便习惯所引起。因此养成良好的习惯是防治便秘的重要事项。

1. 饮食清淡，结构均衡

饮食上，要清淡饮食，忌食辛辣食物，多食用富含纤维素的食物，如蔬菜、水果、杂粮等，同时多吃"黑五类"食品，如黑木耳、黑米、黑豆、黑芝麻、黑枣等。中医认为，黑色是肾的脏色，吃黑色的食品有助于补肾，肾气足，精气盈、津液足，肠道才会润滑、传导才会有力、排便才会顺畅。此外，要注意饮食结构合理，不过于精细，不恣意膏粱厚味，不纵情烟酒，不过食辛辣煎炸之物，亦不过食生冷寒凉之品。多饮水，保持肠胃滋润。

2. 精神舒畅

情绪乐观，精神振奋，既不抑郁，也不过分激动，始终保持平和的心态和安顺的生活方式，有助于排便。

3. 起居有常，劳逸结合

生活起居要有规律，保证充足的睡眠；多活动，多锻炼，但也要注意劳逸结合，不要久坐久卧不动，即使老年人也要进行力所能及的运动，散步是最好的运动方法，尤其是饭后散步，有助于增强胃肠蠕动，促进肠道传导。

4. 规律排便

养成有规律的排便习惯，不管能不能排出来，养成每天如厕的习惯，让肠道也有自己的生物钟，而且，排便的时候，要专心。中医认为，用心排便，紧闭口齿，不讲话，可使精气不随大小便排出而外泄，有补肾健齿作用。有了便意更要及时如厕，不强忍便溺，慎用润肠泻剂或通便药物。

二、养生保健方法

1. 食疗养生法

（1）多食用富含纤维素的食物，如蔬菜、水果、杂粮等。平时保持大便通畅对排毒非常重要，要保持大便通畅，可以通过饮食调节，多食用蜂蜜、香蕉、苹果、萝卜等，也可以选用鲜芦荟榨汁或炒菜食用。

（2）淡盐水　根据老中医经验，老年便秘者可每天清晨坚持喝 1 杯淡盐水。

（3）地瓜　有老中医建议先用地瓜代饭当餐，连吃 3～5 天，如仍然大便困难，可改用猪血与地瓜叶当菜吃，开始先连续 3 天餐餐吃，以后每隔 1 天吃 1 次，并适当吃些蜜糖及香蕉等水果，大便自然畅通。此外，也有老中医认为，地瓜不仅可以补充维生素 C，也可以避免便秘，是一种非常好的食品。

（4）食淡菜、鲜牡蛎肉之类　中医认为，凡热病后期，真阴亏损者，吃淡菜、鲜牡蛎肉之类，有滋阴通便之效。

（5）黑芝麻　如大便秘结，可用黑芝麻 60g，捣研成糊，煮熟加糖吃。

（6）蜂蜜　绿豆煮烂加蜂蜜，早餐食用，可缓解老年便秘。

（7）黄瓜　黄瓜切条蘸蜂蜜可缓解老人内热引起的便秘。

（8）油菜　油菜中含有丰富的纤维素，可促进脂类排泄，减少脂肪吸收，又可促进肠蠕动，有利于排便。

（9）萝卜　萝卜中含有丰富的木质素，还含有芥子油和大量粗纤维，可以促进肠蠕动，防治便秘。

（10）香蕉　香蕉性寒，具有润肠通便、清热解毒的作用，便秘、痔疮患者可选用。

（11）食疗养生方

绿豆粥

组成：绿豆 60g，粳米 60g。

制作：煮粥食用。或鲜菠菜 250g 烫熟，麻油 15g 拌食。1 日 2 次，连服数天。

功效：清热解毒。

适应证：适用于津亏肠燥，大便干结如羊屎，小便短赤，面红身热，口干，心烦，舌红苔黄，脉滑实者。

花生粥

组成：花生 50g，粳米 80g，冰糖适量。

制作：先将花生洗净捣烂，入粳米同煮成粥，再入冰糖同煮。不宜吃糖的病人，可不用冰糖。

功效：健脾润肺，养血润肠。

适应证：用于血虚、脾虚、肺燥津枯便秘。

按：凡气虚便秘者最宜，脾虚腹泻者禁用。

人乳粥

组成：鲜人乳（现多用牛乳）、粳米适量。

制作：煮粥，酥油调服，或用银耳加冰糖、大枣炖服。

功效：养血润肠。

适应证：用于血虚便秘，证见大便干燥、努责难下，兼见头晕目眩、心悸怔忡、面色无华，唇甲色淡，脉细数者。

梨粥

组成：梨一个，粳米适量。

制作：熬粥。

功效：生津，润燥，通肠。

适应证：便秘。

📝 菠菜

组成：新鲜菠菜 200g。

制作：整根放在沸水中烫 4 分钟左右捞出，放凉后用少许盐、麻油调拌食用。每天一次即可。

功效：养血止血，敛阴润燥。

适应证：便秘。

📝 银耳菠菜粥

组成：鲜菠菜根 150~200g，银耳 20g。

制作：同煮至银耳熟烂，饮汤食银耳。

功效：润肠通便。

适应证：利于大便干结的糖尿病患者改善症状。

📝 海带萝卜汤

组成：海带 50g，白萝卜 100~200g。

制作：切成块状。沸水煮熟，加少量鸡精、食盐、麻油调味即可。

功效：理气化痰。

适应证：对于咯痰、胸闷腹胀、大便不畅或便秘的患者尤宜。

📝 紫菜韭菜汤

组成：紫菜 20g，韭菜末约 50g。

制作：紫菜撕碎煮汤。酌加味精、酱油、虾米皮等，调好味后香油 2 小匙、韭菜末，晚饭时喝。

功效：润肠通便。

适应证：老年便秘。

📝 大麦

组成：大麦 100g，黑芝麻 50g。

制作：先浸泡半日后煮粥，可调蜂蜜。早晚饮用。

功效：润肠通便。

适应证：老年便秘。

宽肠通便方

组成：油菜 100g 洗净切段，水发香菇 50g，瘦肉适量。

制作：油菜洗净去根切开，植物油烧六成熟，放入葱、姜末炸锅，瘦肉末适量煸炒。加入油菜及香菇炒熟，放入盐、味精、调料等，加少量香油，即可出锅装盘。

功效：润肠通便。

适应证：胃肠有热引起的便秘或老人习惯性便秘。

2. 药膳养生法

（1）药茶

蜜茶

组成：茶叶 3g，蜂蜜适量。

制作：用开水冲泡 5 分钟，待水微温时冲蜂蜜 5ml，饭后饮。

功效：止渴养血，润肺益肾。

适应证：可治虚弱、精神差、脾胃功能差及便秘等。

（2）药粥

山药番薯粥

组成：山药、番薯、粳米适量。

制作：熬粥。

功效：益气通便。

适应证：便秘。

桑椹粥

组成：鲜紫桑椹、糯米各 60～70g。

制作：煮粥。

功效：补肾滋肝，养血明目。

适应证：用于肝肾亏虚之眩晕、耳鸣、失聪、血虚白发、便秘等症。

苏麻粥

组成：苏子 15g、麻仁 30g、粳米 30g。

制作：前两味捣末，入米做粥。

功效：降气润肠。

适应证：适用于气郁便秘者，证见腹胀欲便，矢气频作，胸胁胀满，纳少，舌红苔腻、脉弦者。

📝 糯米粥

组成：糯米 100g，槟榔捣末 15g，郁李仁去皮研为膏 15g，火麻仁 10g。

制作：先用水研火麻仁，滤取之，入糯米煮粥，临熟加槟榔、郁李仁末搅匀，食用。

功效：润肠通便。

适应证：便秘。

📝 芝麻糊

组成：黑芝麻 60g、蜂蜜 60g、北黄芪 18g。

制作：将芝麻捣烂，磨成糊状煮熟后加蜜，用北黄芪煎汁冲服。

功效：益气润肠。

适应证：适用于气虚便秘，证见便干不硬，无力排便，便后疲乏，甚则汗出气短，舌淡胖苔薄，脉虚无力者。

（3）药菜

📝 甲鱼

组成：甲鱼一只 1500g，肉苁蓉及熟地各 50g。

制作：甲鱼去内脏切块，文火慢炖至熟，肉苁蓉及熟地洗净，纱布包好加入调料适量，再炖约 30 分钟，可吃肉喝汤。

功效：润肠通便。

适应证：老年便秘。

📝 猪大肠

组成：猪大肠 1500g，桃核仁及甜杏仁各 50g，菠菜约 500g。

制作：猪大肠翻洗干净切块，纳入桃核仁及甜杏仁，慢火炖烂后，加菠菜，稍煮即可，调味食用。

功效：润肠通便。

适应证：老年便秘。

海参

组成：海参 200g，黑木耳 100g，瘦肉末 50g。

制作：黑木耳水发备用。海参水发切片，慢火炖八分熟，加入黑木耳、瘦肉末，再炖约 15 分钟，煮熟调味食用。

功效：润肠通便。

适应证：老年便秘。

3. 药物养生法

①服用补中益气汤加肉苁蓉，润肠丸或麻仁丸。

②生首乌 60g，每日一次，水煎服。

根据老中医经验，对于中老年人津亏便秘者以生首乌 60g，每日一次，水煎服，既可以润肠通便，又可以降低血脂。

③大黄一日 3～10g 泡水代茶饮。

大黄既能通腑泻浊、清热燥湿，又能活血化瘀、祛瘀生新。

滋肾通幽汤

组成：肉苁蓉 30g，全瓜蒌 30～50g，草决明 30g，玄参 30g，生地 30g，火麻仁 10g，酒军炭 5～10g，白术 15g，党参 15g，牛膝 10g，生首乌 20g，枳实 10g，甘草 3g。

制作：水煎服。

功效：滋肾水，增津液，行气滞，润肠道。

适应证：老年性便秘。

润下导通煎

组成：当归 15g，肉苁蓉 15g，生莱菔子 10g，桔梗 5g，枳实 6g，全瓜蒌 10g，番泻叶 5g。

制作：水煎服。

功效：升降气机，润下通腑。

适应证：老年人气阴两虚、津血不足，能纳食而运化欠权，大肠传导失司而致的习惯性便秘。

🖎 **百合知母汤与二仙汤加减**

组成：生百合 30g，知母 15g，柏子仁 20g，炒枣仁 30g，怀牛膝 30g，鸡血藤 10g，仙茅 15g，仙灵脾 30g，枸杞子 30g。

制作：以 10 倍之量为细末，炼蜜为丸，每丸 10g。中午、晚睡前各服 1 丸。

功效：调理阴阳，升降气机。

适应证：可预防高血压突发，防治便秘，还可防治冠心病及肿瘤。

🖎 **麻仁软胶囊、六味安消胶囊、苁蓉润肠液、枳实导滞丸**

按：名老中医治疗便秘喜用全瓜蒌、肉苁蓉、生地、大麻仁、草决明、当归、白术、黄芪等药，慎用大黄、番泻叶、芒硝、牵牛子等药。

4. 针灸按摩养生

（1）摩腹　摩腹可以使胃肠等脏器的分泌功能活跃，从而加强对食物的消化、吸收和排泄，明显地改善大小肠的蠕动功能，防止和消除便秘。根据老中医经验，腹部按摩，即以手绕脐周推按，以顺时针（顺结肠蠕动方向）为好，或顺时针、逆时针交替进行，对便秘有疗效。

胸腹部自我按摩。仰卧位，左手按摩右侧胸腹部，右手按摩左侧胸腹部，左右手交替按摩胸腹中间部位。按摩时间可长可短，按摩方式注意由上至下，由轻到重，量力而行，以自己感觉舒适为度。只要自己感觉良好，在腹部围绕胃脘部（中脘穴）、肚脐部（神阙穴）及小腹部（关元穴）增加按摩力度，可改善糖尿病患者胸闷、腹胀、便秘等症状。

（2）禅推法　患者仰卧，以一指禅法，轻快推拿中脘、天枢、大横，每穴 1 分钟，然后以顺时针方向摩腹 8 分钟。

（3）禅推滚法　患者俯卧，以一指禅推法或滚法推滚脊柱两侧，从肝俞、脾俞到八髎穴，往返进行，约 5 分钟。然后轻柔按摩脾俞、八髎、长强，往返约 2 分钟。

（4）足底按摩　在足部反射区轻快按摩，约 5 分钟。

三、养 生 宜 忌

（1）忌喝绿茶　绿茶偏凉，如有便秘的人喝了绿茶可能会引起更严重的便秘。另外茶叶中含有鞣酸，鞣酸可使大便秘结，所以便秘者不宜饮绿茶。

（2）忌生活无规律　生活没有规律，经常熬夜，睡眠不足，气血就不会调顺，从而影响到肠胃的消化功能，易引起便秘。

（3）预防痔疮和肛裂　便秘和腹泻者易发生痔疮和肛裂，因此，调理大便也是预防肛肠疾病的一个方面。一般在早晨起床后或早餐后排便较合乎生理。便时不要久蹲厕所阅书报。

（4）忌食辣椒　多食辛辣引起胃肠燥热等原因也可导致便秘。